Ratgeber Bulimie

Ratgeber zur Reihe Fortschritte der Psychotherapie
Band 46

Ratgeber Bulimie

Prof. Dr. Jennifer Svaldi, Prof. Dr. Brunna Tuschen-Caffier

Jennifer Svaldi
Brunna Tuschen-Caffier

Ratgeber Bulimie

Informationen für Betroffene und Angehörige

hogrefe

Prof. Dr. Jennifer Svaldi, seit 2014 Lehrstuhlinhaberin für Klinische Psychologie und Psychotherapie der Universität Tübingen und zudem Leiterin der an den Lehrstuhl angegliederten psychotherapeutischen Hochschulambulanz für psychische Störungen des Kindes-, Jugend- und Erwachsenenalters.

Prof. Dr. Brunna Tuschen-Caffier, seit 2007 Lehrstuhlinhaberin für Klinische Psychologie und Psychotherapie an der Universität Freiburg und zudem Leiterin der an den Lehrstuhl angegliederten psychotherapeutischen Hochschulambulanz für psychische Störungen des Kindes-, Jugend- und Erwachsenenalters.

Bibliografische Information der Deutschen Nationalbibliothek
Die Deutsche Nationalbibliothek verzeichnet diese Publikation in der Deutschen Nationalbibliografie; detaillierte bibliografische Daten sind im Internet über http://dnb.dnb.de abrufbar.

Hogrefe Verlag GmbH & Co. KG
Merkelstraße 3
37085 Göttingen
Deutschland
Tel. +49 551 999 50 0
Fax +49 551 999 50 111
info@hogrefe.de
www.hogrefe.de

Umschlagabbildung: © iStock.com by Getty Images / Vadym Petrochenko
Satz: Michael Kleine, Hogrefe Verlag GmbH & Co. KG, Göttingen
Druck: mediaprint solutions GmbH, Paderborn
Printed in Germany
Auf säurefreiem Papier gedruckt

1. Auflage 2022

(E-Book-ISBN [PDF] 978-3-8409-1907-7; E-Book-ISBN [EPUB] 978-3-8444-1907-8)
ISBN 978-3-8017-1907-4
https://doi.org/10.1026/01907-000

Inhalt

Vorwort

Die Bulimia nervosa – alltagssprachlich oft auch Bulimie genannt – ist eine eher seltene Erkrankung, die jedoch mit schwerwiegenden psychischen und körperlichen Problemen verbunden ist. Sie beginnt meist im späten Jugendalter oder im frühen Erwachsenenalter. Mädchen und Frauen sind deutlich häufiger davon betroffen als Jungen und Männer.

Wird eine Bulimie nicht behandelt, dauert die Erkrankung meist mehrere Jahre. In vielen Fällen bleibt sie bis ins hohe Erwachsenenalter bestehen. Die Folgen daraus sind neben einer verkürzten Lebenserwartung ein hoher Leidensdruck, depressive Verstimmungen und ein deutlicher Verlust der Lebensqualität.

Dieser Ratgeber klärt Betroffene und Angehörige über das Krankheitsbild der Bulimie, deren Verlauf und Ursachen und deren Behandlungsmöglichkeiten auf. Er stellt erste Selbsthilfemöglichkeiten zur Mitbehandlung dar und informiert, wo Betroffene Hilfe bekommen.

Tübingen und Freiburg, Januar 2022

Jennifer Svaldi und
Brunna Tuschen-Caffier

1 Bulimia nervosa – Was ist das?

1.1 Die drei Kernsymptome der Bulimia nervosa

Fallbeispiel

Es passiert meist, wenn ich allein zu Hause bin und mir all das Essen, das ich mir im Alltag verbiete, im Kopf herumschwirrt. All das, nur um schlanker zu werden. Ich versuche noch eine Weile, mich vom Hunger abzulenken, doch irgendwann ist das Verlangen so stark, dass ich zuschlage. Ich esse buchstäblich den Kühlschrank leer, mache mich wie ferngesteuert auf die Suche nach weiterem Essen. Es ist befreiend, endlich all die Verbote über Bord zu werfen und einfach ALLES essen zu dürfen. Ich esse und esse, höre nicht auf, bis mir richtig übel ist. Dann kommt das schlechte Gewissen. Ich hasse mich, ich hasse meinen Körper. Ich fühle mich eklig, schuldig, und ich bin so unglaublich wütend auf mich selbst, weil ich mich wieder einmal habe gehen lassen. Ich muss das Zeug loswerden, das war einfach viel zu viel. Ich stecke mir so oft den Finger in den Hals, bis ich mich vollständig entleert habe. Ich bin erleichtert, das ganze Essen losgeworden zu sein, und ich nehme mir vor, beim nächsten Mal stärker zu sein, mein Verlangen nach Essen besser in den Griff zu kriegen. Das geht dann ein, zwei Tage gut, dann geht alles wieder von vorne los. Ich bin erschöpft, fühle mich hilflos und innerlich leer.

Beim Essen hin und wieder etwas „aufzupassen“ und zeitweise beim Essen ordentlich über die Stränge zu schlagen, dies sind Verhaltensweisen, die bei sehr vielen Menschen vorkommen. Ebenso sind viele, insbesondere Frauen, aber zunehmend auch Männer, unzufrieden mit ihrem Körper. Bei den meisten Menschen sind diese Verhaltensweisen und Empfindungen temporär und daher harmlos. Für Menschen mit einer Bulimie jedoch sind das Hungern und der Verlust jeglicher Beherrschung beim Essen ein ständiger Begleiter mit dem Ziel, an Gewicht zu verlieren (oder nicht weiter zuzunehmen), um sich selbst und den eigenen Körper besser annehmen zu können.

Das erste Kernsymptom der Bulimie sind wiederkehrende *Essanfälle*. Essanfälle unterscheiden sich von einem eher harmlosen Überessen sowohl in der Quantität als auch der Qualität des Essverhaltens. Wenngleich die Schilderungen von Betroffenen oftmals sehr unterschiedlich sein können, so haben Essanfälle zwei Merkmale gemeinsam. Erstens ist die *Menge* der verzehrten Nahrungsmittel ausgesprochen groß und zweitens verspüren die Betroffenen während des Essanfalls einen deutlichen *Kontrollverlust*. Während auch bei gelegentlichem Überessen die Essensmengen groß und vergleichbar mit den während eines Essanfalls gegessenen Mengen sein können, unterscheidet vor allem das Merkmal des Kontrollverlusts den Essanfall vom (gelegentlichen) Überessen.

Ein typisches Merkmal eines Essanfalls ist die *Essgeschwindigkeit*. Betroffene berichten, während eines Essanfalls meist sehr schnell zu essen, das Essen fast mechanisch (und ohne Genuss) in den Mund zu stopfen und es kaum zu kauen. Auch ein *verändertes Bewusstsein* wird häufig beschrieben. So berichten manche Betroffene, dass sie sich während der Essanfälle wie ferngesteuert wahrnehmen (z. B. „Ich bin dann nicht ich selbst") oder auch aktiv versuchen, sich vom Essanfall abzulenken, indem sie das Essen vor dem Fernseher oder in Bewegung verschlingen. Essanfälle sind mit einer Reihe von *intensiven Gefühlen* verbunden. Während die ersten Momente des Verzehrs mit angenehmen Gefühlen verbunden sein können, entwickeln die Betroffenen im Verlauf des Essanfalls meist unangenehme Gefühle wie Ekel-, Scham- und Schuldgefühle. Häufig sind die Betroffenen wütend auf sich selbst, weil sie nicht in der Lage sind, trotz des unangenehmen Völlegefühls mit dem Essen aufzuhören. Schilderungen von Betroffenen lassen darauf schließen, dass Essanfälle mit einer *gesteigerten Unruhe* einhergehen: Selten sitzen sie dabei am Tisch mit Messer und Gabel, stattdessen wandern sie im Zimmer auf und ab oder von Raum zu Raum. Das vorrangige Ziel ist es, möglichst schnell an Essbares zu gelangen. Was genau gegessen wird, ist dabei eher zweitrangig. Die Art der Nahrung, die während eines Essanfalls konsumiert wird, unterscheidet sich zwischen Personen, variiert aber auch innerhalb einer Person. Charakteristischer für einen Essanfall sind daher die Essensmenge und das Verlangen. Allerdings neigen Betroffene dazu, während eines Essanfalls insbesondere sogenannte *verbotene Nahrungsmittel* zu konsumieren. Gemeint sind damit Süß- und sattmachende Speisen, die sie außerhalb der Essanfälle aus Angst vor einer Gewichtszunahme oftmals vermeiden. Aufgrund der mit den Essanfällen verbundenen Scham finden Essanfälle *heimlich* statt. So versuchen Personen mit Bulimie, vor anderen normal und möglichst unauffällig zu essen. Ihre Essanfälle finden dann statt, wenn sie allein sind, oder in Räumen, in denen sich die Betroffenen zurückziehen können (z. B. im Badezimmer oder eigenen Schlafzimmer).

Während das Erleben von Kontrollverlust für Essanfälle eine zentrale Bedeutung hat, wird das Gefühl von Betroffenen oft ganz unterschiedlich beschrieben. Viele berichten, dass sie ihrem Essverlangen nicht widerstehen können oder nicht mehr aufhören können, sobald sie mit dem Essen einmal begonnen haben. Bei manchen beginnt der Kontrollverlust schleichend, lange bevor der eigentliche Essanfall einsetzt, bei anderen steigert sich der Kontrollverlust während des Essanfalls. Andere wiederum beschreiben den Kontrollverlust als ein plötzlich eintretendes Gefühl kurz vor dem Essanfall. Insbesondere bei Menschen, die schon seit vielen Jahren unter einer Bulimie leiden, kann es sein, dass ihre Essanfälle nicht mehr mit einem Gefühl des Kontrollverlusts einhergehen, weil sie ihre Bemühungen, ihre Essanfälle zu beenden, bereits aufgegeben haben. Diagnostisch geht man in solchen Fällen dennoch von einem Kontrollverlust aus, weil Betroffene die Essattacken nicht überwunden haben, sondern nach wie vor ein Muster unkontrollierten Essens aufweisen.

Der Kontrollverlust, der mit den Essanfällen verbunden ist, ist jedoch nicht absolut. So berichten Betroffene z. B., dass sie ihre Essanfälle beenden können, wenn eine andere Person denselben Raum aufsucht. Häufig wird der Essanfall dann zu einem späteren Zeitpunkt fortgesetzt. Auch kann es vorkommen, dass Essanfälle zeitlich geplant werden. Der Kontrollverlust äußert sich in diesem Fall dadurch, dass Betroffene keine Möglichkeit sehen, vom geplanten Essanfall abzusehen.

Dauer und Häufigkeit der Essattacken und die verzehrten Mengen während der Essattacken variieren von Person zu Person sehr stark. So weisen Studien zwar auf eine durchschnittliche Dauer eines Essanfalls von etwas über einer Stunde hin. Jedoch ist mit Essanfällen, die weniger als eine halbe Stunde und Essanfällen, die bis zu acht Stunden andauern, die individuelle Spannweite sehr hoch. Auch die Anzahl der Essanfälle variiert von Person zu Person sehr stark und reicht von einem Essanfall bis 34 wöchentlichen Essanfällen. Darüber hinaus liegt die mittlere Kalorienanzahl eines Essanfalls je nach Studie zwischen 1500 und 3500 kcal, aber auch hier reicht die Spannbreite von knapp 1000 kcal bis 11500 kcal. Hervorzuheben ist, dass unabhängig von der Kalorienanzahl während eines Essanfalls die Essensmenge bei einem Essanfall im Vergleich zur Essensmenge einer regulären Mahlzeit bei Personen mit Bulimie im Mittel vier- bis fünfmal größer ist. Darüber hinaus finden Essanfälle in den Abendstunden und an den Wochenenden häufiger statt als tagsüber und unter der Woche.

Das zweite Kernsymptom der Bulimie betrifft die wiederholte Anwendung gefährlicher kompensatorischer Maßnahmen, mit dem Ziel, eine in Folge der Essanfälle mögliche Gewichtszunahme zu verhindern. In der Fachsprache werden diese Maßnahmen als „Purging"-Verhalten bezeichnet. Während Betroffene häufig berichten, mehrere Methoden zur Gewichtsreduktion einzusetzen, ist das Erbrechen das häufigste unangemessene Kompensationsverhalten und reicht von einmal bis 40-mal wöchentlich. Die Methoden, die Personen mit Bulimie zum Erbrechen einsetzen, sind vielfältig. Häufig wird ein Finger eingesetzt, aber es werden auch Gegenstände verwendet, um den Würgereflex auszulösen. Manche Betroffene sind im Erbrechen so geübt, dass sie den Würgereflex ohne Gegenstände und nach Belieben einsetzen können. In solchen Fällen berichten Betroffene, dass sie das Gefühl haben, dass das Erbrechen „von allein" kommt und sie es nicht mehr unter Kontrolle haben. In Folge des Erbrechens kommt es meist unmittelbar zu einer Reduktion des Völlegefühls und einer deutlichen Abnahme der Angst vor einer Gewichtszunahme. Anzumerken ist, dass Betroffene häufig nicht ausschließlich in Folge von Essanfällen, sondern auch normale Portionsgrößen, die sie im Rahmen von Mahlzeiten eingenommen haben, erbrechen (Smyth et al., 2007).

Anderes Purging-Verhalten bezieht sich auf den Missbrauch von Abführmitteln (Laxanzien) und Entwässerungsmitteln (Diuretika) sowie den Einsatz von Klistieren (Darmeinläufen). Selten jedoch kommen diese Maßnahmen zum alleinigen Einsatz. Manche Personen mit Bulimie fasten einen Tag oder länger, um einem Essanfall entgegenzusteuern, andere kompensieren durch übermäßige körperliche Bewegung. Betroffene berichten dann, dass sie sich aufgrund der Dauer und der Häufigkeit der körperlichen Betätigung in ihren beruflichen, schulischen und/oder sozialen Aktivitäten beeinträchtigt fühlen. Auch berichten Betroffene, dass ihre körperliche Aktivität oft in unangemessenen Situationen und Umgebungen stattfindet (z. B. beim Joggen lernen), oder dass sie sich zur Ausübung der körperlichen Betätigung innerlich gezwungen fühlen. Durchaus kommt es vor, dass die Bewegung trotz bestehender Verletzungen oder Krankheit fortgesetzt wird.

Seltenere unangemessene Kompensationsmaßnahmen betreffen die Einnahme von Schilddrüsenhormonen zur Vermeidung einer Gewichtszunahme. Bei Personen mit Bulimie und einem Diabetes mellitus kann es vorkommen, dass die Betroffenen ihre Insulineinnahme reduzieren oder auslassen, da dadurch die Metabolisierung („Verstoffwechselung") der gegessenen Mengen verlangsamt wird. Damit verbunden ist das Risiko für diabetische Folgeerkrankungen (z. B. eine Schädigung der Netzhaut des Auges), eine höhere Prävalenz von mikrovaskulären Komplikationen (z. B. Funktionsstörungen in den Herzkranzgefäßen) und ein erhöhtes Sterberisiko.

Bei Menschen mit einer Bulimie nehmen die Figur und das Gewicht eine übermäßige Bedeutung für die Selbstbewertung ein, was das *dritte Kernsymptom* der Bulimie darstellt. Sie machen sich große Sorgen um ihre Figur und ihr Gewicht. Diese Sorgen gehen über die gesellschaftlich weit verbreitete Körperunzufriedenheit deutlich hinaus. So hat das Gewicht einen erheblichen Einfluss darauf, wie sich Menschen mit einer Bulimie selbst beurteilen. Im Unterschied zu Personen ohne Bulimie, die zur Bewertung der eigenen Person das Bestehen sozialer Kontakte, die eigene Partnerschaft, die eigenen Leistungen im Beruf und/oder in der Familie heranziehen, ist das Gewicht bei Personen mit Bulimie das wichtigste Merkmal, über das sie sich definieren. Die Zahl auf der Waage bestimmt demnach den Alltag: entspricht das Gewicht den Erwartungen, fühlen sich die Betroffenen erleichtert, ist das Gewicht zu hoch, lehnen Personen mit Bulimie sich selbst ab, fühlen sich schlecht und engen sich gedanklich sehr stark auf Themen rund um die Ernährung ein (z. B. Fasten, Mahlzeiten auslassen, kalorienarme Nahrungsmittel einkaufen und essen).

Merke: Kernsymptome der Bulimie

- Wiederholte Essanfälle mit Kontrollverlust.
- Gefährliche Kompensationsmaßnahmen zur Gewichtsreduktion.
- Übermäßige Bedeutung von Figur und Gewicht für Selbstwert.

1.2 Wie erkennt man eine Bulimia nervosa?

Die Bulimie ist eine psychische Erkrankung, bei der der unkontrollierbare Verzehr ungewöhnlich großer Nahrungsmengen in Form von Essanfällen, der Einsatz unangemessener kompensatorischer Maßnahmen wie Erbrechen und ausgeprägte, das gesamte Leben bestimmende Sorgen um Figur und Gewicht im Mittelpunkt stehen.

Um für sich selbst festzustellen, ob bei Ihnen eine Bulimie vorliegen könnte, sollten Sie folgende Orientierungsfragen ehrlich beantworten:

In den letzten vier Wochen ...

1. haben Sie die Erfahrung gemacht, dass Sie zu viel auf einmal gegessen haben?	☐ Ja	☐ Nein
2. Haben Sie die Erfahrung gemacht, dass Sie mit dem Essen nicht aufhören konnten?	☐ Ja	☐ Nein

Wenn Sie eine dieser beiden Fragen bejaht haben, beantworten Sie bitte noch die folgenden Fragen:

In den letzten vier Wochen ...

3. haben Sie sich mindestens einmal nach dem Essen übergeben, weil Sie abnehmen wollten oder sich unangenehm voll fühlten?	☐ Ja	☐ Nein
4. haben Sie mindestens einmal Abführmittel eingenommen, weil Sie abnehmen wollten oder sich unangenehm voll fühlten?	☐ Ja	☐ Nein
5. haben Sie mindestens einmal Entwässerungsmittel eingenommen, weil Sie abnehmen wollten oder sich unangenehm voll fühlten?	☐ Ja	☐ Nein

6. haben Sie sich mindestens einmal zum Sport getrieben gefühlt, um Ihre Figur oder Ihr Gewicht zu verändern?	☐ Ja ☐ Nein
7. haben Sie mindestens einmal Klistiere oder andere Methoden (z. B. Einnahme von Schilddrüsenpräparaten, Ipecacuanha-Sirup, Reduktion oder Weglassen der verschriebenen Insulinmenge o. Ä.) eingesetzt, um abzunehmen oder weil Sie sich unangenehm voll fühlten?	☐ Ja ☐ Nein

Wenn Sie eine der Fragen 3 bis 7 bejaht haben, beantworten Sie bitte noch die folgenden Fragen:

In den letzten vier Wochen ...

8. waren Sie da sehr unzufrieden mit Ihrem Gewicht oder Ihrer Figur, oder hatten einen starken Wunsch, Ihr Gewicht zu reduzieren?	☐ Ja ☐ Nein
9. haben Ihnen Gewichtsschwankungen im Alltag viele Sorgen bereitet?	☐ Ja ☐ Nein
10. haben Ihr Gewicht oder Ihre Figur sehr viel Raum in Ihrem Alltag eingenommen?	☐ Ja ☐ Nein
11. haben Ihr Gewicht oder Ihre Figur sehr viel Einfluss darauf gehabt, wie Sie sich als Person bewerten oder fühlen?	☐ Ja ☐ Nein
12. hatten Sie Angst, weiter an Gewicht zuzunehmen?	☐ Ja ☐ Nein

Wenn Sie mindestens eine der Fragen 1 bis 2, eine der Fragen 3 bis 7 und eine der Fragen 8 bis 12 bejaht haben, dann gibt es bereits Hinweise darauf, dass eine Bulimie vorliegen könnte. Eine Entscheidung darüber, ob es sich tatsächlich um eine Bulimie handelt und Ihre Symptome behandlungsbedürftig sind, kann jedoch anhand dieser Fragen nicht getroffen werden. Hierzu werden im nächsten Kapitel die diagnostischen Kriterien für eine Bulimie beschrieben.

1.3 Die Diagnosekriterien

Von einer Bulimie (genauer: Bulimia nervosa) sprechen wir dann, wenn die im Kasten aufgelisteten Kriterien der *Internationalen Klassifikation für Psychische Störungen* (ICD; 11. Version) erfüllt sind.

Merkmale einer Bulimia nervosa nach ICD-11[1]

A. Häufige und wiederkehrende Episoden von Essanfällen (z.B. einmal pro Woche über einen Zeitraum von mindestens einem Monat). Ein Essanfall
   1. beinhaltet den Verzehr einer allgemein groß anzusehenden Nahrungsmenge innerhalb eines begrenzten Zeitraumes (z.B. zwei Stunden).
   2. wird von einem subjektiven Gefühl des Kontrollverlusts über das Essen begleitet oder von einem Gefühl, mit dem Essen nicht aufhören zu können, oder die Nahrungsmenge oder Nahrungssorte begrenzen zu können.

B. Wiederholte, unangemessene kompensatorische Maßnahmen, um einer drohenden Gewichtszunahme gegenzusteuern (z.B. selbstinduziertes Erbrechen, Missbrauch von Abführ- und Entwässerungsmitteln, Einsatz von Klistieren, exzessive Bewegung, Fasten).

C. Starke Beschäftigung mit Figur und Gewicht, die einen starken Einfluss auf die Selbstbewertung haben.

D. Das Muster von Essanfällen und unangemessenen kompensatorischen Maßnahmen versursacht erheblichen Leidensdruck oder klinisch bedeutsame Beeinträchtigungen in privaten, familiären, schulischen, beruflichen oder anderen wichtigen Funktionsbereichen.

E. Es liegt keine Anorexia nervosa vor (d.h., es liegt kein substanzielles selbst herbeigeführtes Untergewicht vor).

1 Abruf der geplanten Kriterien in der 11. Version der ICD, derzeit noch als Beta-Draft unter https://icd.who.int/browse11/l-m/en#/http://id.who.int/icd/entity/509381842 abrufbar (abgerufen am 12.08.2021). Sprachlich leicht geändert von den Autorinnen dieses Buches.

Eine Bulimie wird nach den Kriterien der ICD-11 dann diagnostiziert, wenn die Essanfälle im Schnitt einmal pro Woche über einen Zeitraum von mindestens einem Monat auftreten. Dauer und Häufigkeit der unangemessenen kompensatorischen Maßnahmen werden hingegen nicht genau benannt, müssen jedoch wiederholt (d.h. mehr als einmal) mit dem Ziel der Gewichtsregulation aufgetreten sein.

Für die Diagnose einer Bulimie müssen alle Kriterien erfüllt sein. Insbesondere die Einstufung einer verzehrten Nahrungsmenge als Essanfall und die Feststellung, ob das Überessen von einem Kontrollverlust begleitet wurde, erfordert eine sorgfältige und ausführliche psychologische oder ärztliche Diagnostik. Ebenso erfordert die Beurteilung, ob die beschriebenen Sorgen um Figur und Gewicht über das Ausmaß einer normativen Körperunzufriedenheit hinausgehen und einen deutlichen Einfluss auf die Selbstwahrnehmung haben, klinische Expertise.

Eine Einstufung des Schweregrades kann nach den Kriterien der ICD-11 nicht vorgenommen werden. Das *Diagnostische und Statistische Manual Psychischer Störungen* (DSM-5) listet jedoch in seiner fünften Version eine Einstufung des Schweregrades der Bulimie basierend auf der Anzahl des wöchentlich eingesetzten Purging-Verhaltens. Bis zu drei Episoden unangemessener kompensatorischer Maßnahmen gelten als leichte Form der Bulimie, vier bis sieben als mittelgradige, acht bis 13 als schwere und 14 oder mehr als extreme Form der Bulimie. Wichtig ist, dass eine leichte Form der Bulimie nicht unbedingt weniger einschränkend ist als eine schwere Form. Bereits eine leichte Form der Bulimie kann zu einer erheblichen Einschränkung der Lebensqualität und zu körperlichen Folgeerscheinungen führen und birgt außerdem das Risiko, sich zu einer schweren und/oder chronischen Form zu entwickeln.

Abzugrenzen ist die Bulimie von der Anorexie, bei der zwar ebenfalls Essanfälle im Wechsel mit Purging-Verhalten vorkommen können. Vorherrschend bei der Anorexie ist aber ein selbst herbeigeführtes niedriges Körpergewicht, das deutlich unter dem zu erwartenden Gewicht liegt (in der Regel ein Body-Mass-Index[2] [BMI] < 18.5 bei Erwachsenen bzw. bei Kindern und Jugendlichen ein Gewicht, das unter der fünften Altersperzentile liegt). Demnach

2 Der Body-Mass-Index errechnet sich aus Gewicht (in Kilogramm) dividiert durch Größe (in Meter) zum Quadrat (kg/m^2).

wird bei zeitgleichem Vorliegen von selbst herbeigeführtem Untergewicht und wiederkehrenden Essanfällen im Wechsel mit Purging-Verhalten (sowie dem erheblichen Einfluss von Figur und Gewicht auf die Selbstbewertung) die Diagnose einer Anorexie und nicht einer Bulimie vergeben. Zur Veranschaulichung werden im folgenden Kasten die Kriterien einer Anorexie nach ICD-11 aufgeführt.

Merkmale einer Anorexia nervosa nach ICD-11[3]

A. Ein in Relation zu Größe, Alter und Entwicklungsstand signifikant niedriges Körpergewicht, das nicht Folge einer körperlichen Erkrankung oder der Nichtverfügbarkeit von Nahrung ist. Ein häufig verwendeter Schwellenwert ist ein BMI unter 18.5 kg/m^2 und eine Altersperzentile unter 5 bei Kindern und Jugendlichen. Eine rasche Gewichtsabnahme (z. B. mehr als 20 % des Körpergewichts innerhalb von 6 Monaten) kann die Schwelle des Untergewichts ersetzen, solange die anderen Kriterien der Anorexie erfüllt sind. Anstatt eines Gewichtsverlusts kann es bei Kindern und Jugendlichen sein, dass die aufgrund des erwarteten Entwicklungsverlaufs notwendige Gewichtszunahme ausbleibt.
B. Einsatz unterschiedlicher Verhaltensweisen, die eine Wiederherstellung eines normalen Gewichts verhindern. Solche Maßnahmen beinhalten restriktives Essverhalten, Purging-Verhalten (z. B. selbstinduziertes Erbrechen[4], Missbrauch von Abführ- und Entwässerungsmitteln, Einsatz von Klistieren) und Verhaltensweisen, die auf einen erhöhten Energieverbrauch abzielen (z. B. exzessive Bewegung).
C. Ein niedriges Körpergewicht oder die Figur sind zentral für die eigene Selbstbewertung oder das niedrige Gewicht wird fälschlicherweise als normal oder sogar als übermäßig betrachtet.

Ebenfalls abzugrenzen ist die Bulimie von der Binge-Eating-Störung (Essanfallstörung). Auch bei der Binge-Eating-Störung leiden die Betroffenen unter wiederkehrenden Essanfällen. Die für die Bulimie typischen unangemesse-

3 Abruf der geplanten Kriterien in der 11. Version der ICD, derzeit noch als Beta-Draft unter https://icd.who.int/browse11/l-m/en#/http://id.who.int/icd/entity/263852475 abrufbar (abgerufen am 12.08.2021). Sprachlich leicht geändert von den Autorinnen dieses Buches.

4 Das selbstinduzierte Erbrechen kann auch im Wechsel mit Essanfällen stattfinden (Anmerkung der Autorinnen).

nen kompensatorischen Maßnahmen fehlen jedoch. Der folgende Kasten listet die Kriterien der Binge-Eating-Störung.

Merkmale einer Binge-Eating-Störung nach ICD-11[5]

A. Häufige und wiederkehrende Episoden von Essanfällen (z.B. einmal pro Woche über einen Zeitraum von mehreren Monaten). Ein Essanfall
   1. beinhaltet den Verzehr einer allgemein groß anzusehenden Nahrungsmenge innerhalb eines begrenzten Zeitraumes (z.B. zwei Stunden).
   2. wird von einem subjektiven Gefühl des Kontrollverlusts über das Essen begleitet oder von einem Gefühl, mit dem Essen nicht aufhören zu können, oder die Nahrungsmenge oder Nahrungssorte nicht begrenzen zu können.

B. Die Essanfälle sind sehr belastend und oftmals von negativen Gefühlen wie Schuld oder Ekel begleitet. Im Unterschied zur Bulimie werden die Essanfälle jedoch nicht regelmäßig durch Purging-Verhalten zur Gewichtsregulation begleitet.

C. Die Essanfälle verursachen erheblichen Leidensdruck oder klinisch bedeutsame Beeinträchtigungen in privaten, familiären, schulischen, beruflichen oder anderen wichtigen Funktionsbereichen.

D. Es liegt keine Bulimia nervosa vor.

Essanfälle können auch im Rahmen eines gesteigerten Appetits bei Betroffenen mit einer Major Depression auftreten. Allerdings kommt es dann in der Regel nicht zum Einsatz unangemessener kompensatorischer Maßnahmen. Darüber hinaus fehlt die für die Bulimie typische Überbewertung von Figur und Gewicht in Bezug auf den Selbstwert. Es kommt aber durchaus vor, dass eine Bulimie zeitgleich mit einer Major Depression auftritt. Da dies für die Behandlung auch relevant ist, ist eine sorgfältige klinische Diagnostik durch eine*n Expert*in sehr wichtig.

5 Abruf der geplanten Kriterien in der 11. Version der ICD, derzeit noch als Beta-Draft unter https://icd.who.int/browse11/l-m/en#/http://id.who.int/icd/entity/1673294767 abrufbar (abgerufen am 12.08.2021). Sprachlich leicht geändert von den Autorinnen dieses Buches.

1.4 Der Verlauf der Bulimia nervosa

Die überwiegende Mehrheit der an Bulimie erkrankten Personen sind Frauen in der Adoleszenz und im jungen Erwachsenenalter. Selten erfolgt der Beginn der Erkrankung nach dem 24. Lebensjahr, allerdings ist für die Mehrheit der Betroffenen die Bulimie eine wiederkehrende Störung. So zeigen Langzeitstudien, dass bei der überwiegenden Mehrheit der Betroffenen in einem Fünfjahreszeitraum eine deutliche Besserung und sogar eine vollständige Heilung eintritt, die Hälfte davon wird aber wieder rückfällig. Bei einem Drittel der Betroffenen kommt es zu einer Chronifizierung der Symptomatik. Wenn unbehandelt, kann die Störung über 20 Jahre hinweg mit besseren und schlechteren Phasen bestehen bleiben. Manchmal kommt es auch zu einem Symptomwandel hin zu anderen Essstörungsdiagnosen, insbesondere zur Binge-Eating-Störung.

Im Vergleich zur Normalbevölkerung zeigt sich für die Bulimie ein um das Zweifache erhöhte Mortalitätsrisiko. Diese ist meist eine Folge der durch die Bulimie ausgelösten körperlichen Folgeerscheinungen (vgl. Kapitel 1.5). Aber auch die Gefahr eines Suizids ist im Rahmen einer Bulimie erhöht. Schätzungen zufolge ist in etwa einer von fünf Todesfällen bei Personen mit Bulimie die Folge eines Suizids. Die Abklärung der Stimmung ist aus diesem Grund ein ganz wichtiger Aspekt in der Behandlung der Bulimie, da insbesondere auch eine Verbesserung der Stimmung die Wahrscheinlichkeit für eine erfolgreiche Bulimie-Behandlung erhöht.

1.5 Körperliche Folgen

Die körperlichen Folgeerscheinungen der Bulimie können gravierend und sogar tödlich sein. Aus diesem Grund sollte immer auch eine medizinische Diagnostik durch eine*n Allgemeinärzt*in oder Fachärzt*in erfolgen. Insbesondere das wiederholte Erbrechen, aber auch die missbräuchliche Einnahme von Abführmitteln (Laxanzien) und Entwässerungsmitteln (Diuretika) sowie der unangemessene Einsatz von Klistieren führen zu Veränderungen in den Elektrolytkonzentrationen (insbesondere des Kalium-, Natrium-, und Chloridgehalts im Blut), wodurch es u.a. zu lebensbedrohlichen Herzrhythmusstörungen (Kammerflimmern) und Einschränkungen der Nierenfunktion kommen kann. Störungen des Elektrolytgleichgewichts äußern sich darüber hinaus in einem starken Durstgefühl, Benommenheit, einem Schwächegefühl, ausgeprägten Wassereinlagerungen in Armen und Beinen sowie Muskelzuckungen und -krämpfen. Betroffene sollten keinesfalls versuchen, die Störungen des Elektrolytgehalts selbstständig auszugleichen, indem sie z. B. Kaliumpräparate einnehmen, da ein zu hoher Kaliumspiegel ebenfalls Herzrhythmusstörungen verursachen kann. Eine entsprechende Substitution sollte daher nur unter ärztlicher Aufsicht und regelmäßiger Kontrolle des Blutbildes erfolgen.

Aufgrund des wiederholten Erbrechens ist bei Personen mit Bulimie oftmals eine Vergrößerung der Ohrspeicheldrüsen und Zungengrundspeicheldrüsen erkennbar. Auch können dadurch Entzündungen der Speiseröhre und Verletzungen der Speiseröhrenwand entstehen. Der häufige Kontakt mit säurehaltigem Mageninhalt in Folge des Erbrechens führt zu vermehrten Schäden am Zahnschmelz und ausgeprägter Karies. Da die ausgeprägten Zahnschäden eine schwerwiegende lebenslange Belastung darstellen können, sind regelmäßige zahnärztliche Kontrollen, gezielte Beratungen zur Zahnpflege und zahnärztliche Behandlungen bei Personen mit Bulimie wichtig.

Rachenprobleme sind weitere körperliche Auswirkungen des Erbrechens. Viele Personen mit Bulimie setzen mechanische Methoden ein, um den Würgereflex auszulösen. Manchmal entstehen dadurch Verletzungen im hinteren Rachenbereich. Neben Entzündungen kann dies häufige Halsschmerzen und Heiserkeit zur Folge haben. Benutzen Betroffene zum Erbrechen den Finger, kommt es aufgrund des Kontaktes mit den Schneidezähnen häufig zu Hautschädigungen, Hautreizungen bis hin zur Entwicklung von Narbengewebe an den Handknöcheln.

Die Einnahme von Abführmitteln (Laxanzien) führt über den Elektrolytverlust hinaus häufig zu schmerzhaften Verstopfungen (Obstipation). Oftmals ist infolge des Missbrauchs ein Stuhlgang ohne weitere Einnahme der Laxanzien bzw. ohne Dosissteigerung nicht mehr möglich, da sich der Körper an deren Einnahme gewöhnt. Erste Folgeerscheinungen können bei einer regelmäßigen Einnahme bereits nach wenigen Wochen auftreten. Bei einem massiven Laxanzienmissbrauch besteht über die Obstipation hinaus zudem die Gefahr von Herzrhythmusstörungen, krampfartigen Magen-Darm-Beschwerden, Darmreizungen sowie die Gefahr einer dauerhaften Schädigung der

Darmwand. In aller Regel jedoch sind die negativen Auswirkungen des Abführmittelmissbrauches reversibel.

Aufgrund der beschriebenen Elektrolytverschiebungen sollte der Elektrolythaushalt medizinisch überwacht werden. Dies geschieht durch regelmäßige Blutabnahme sowie der Ableitung eines Elektrokardiogramms zur Messung des Herzrhythmus. Auffällige Werte werden im Rahmen der medizinischen Behandlung in der Regel substituiert. Äußerst wichtig ist, dass Betroffene einen bestehenden Missbrauch von Laxanzien nie abrupt beenden, da hierbei die Gefahr eines Darmverschlusses besteht. Je nach Dauer und Höhe der Einnahme sollte daher eine Absetzung der Laxanzien zur Überwachung der Darmmotilität unter ärztlicher Begleitung erfolgen. In der Regel wird die Einnahme schrittweise über wenige Wochen abgesetzt. Dabei ist es wichtig, dass die Betroffenen auf ausreichende Flüssigkeitszufuhr und Bewegung achten. Auch das Absetzen von Diuretika sollte aufgrund möglicher starker Ödembildungen (Wassereinlagerungen) unter medizinischer Aufsicht und schrittweise erfolgen. Im folgenden Kasten werden die wichtigsten Folgeerscheinungen zusammengefasst.

Ausgewählte körperliche Folgen der Bulimie

- Schwerwiegende Herzrhythmusstörungen
- Vergrößerung der Ohrspeichel- und Zungengrundspeicheldrüsen
- Schäden am Zahnschmelz, Karies
- Obstipation bis hin zum Darmverschluss
- Krampfartige Magen-Darm-Beschwerden
- Ödembildungen
- Zyklusunregelmäßigkeiten
- Riss der Magenwand

Im Vergleich zum Purging-Verhalten (z.B. Erbrechen, Entwässerung, häufige Darmentleerung durch Laxanzien) haben Essanfälle wenige unmittelbare körperliche Auswirkungen. Zwar leiden die Betroffenen unmittelbar danach meist unter einem ausgeprägten Völlegefühl, das mitunter auch sehr unangenehm oder sogar schmerzhaft sein kann, in aller Regel aber verursachen Essanfälle keine gravierenden körperlichen Folgeerscheinungen. Es können allerdings Fälle von Atemnot auftreten, wenn der aufgeblähte Magen, aufgrund einer unverhältnismäßig großen Menge an zu sich genommenen Nahrungsmitteln, auf das Zwerchfell drückt. In extrem seltenen Fällen kann ein Essanfall sogar zu einer Beschädigung oder einem Riss der Magenwand führen. Essanfälle sollten aus diesem Grund beendet werden, sobald Schmerzen im Unterbauch auftreten. Bei extremen Schmerzen sollte medizinische Hilfe aufgesucht werden.

Wenngleich Frauen mit Bulimie in der Regel normalgewichtig sind, treten infolge der Diäten Zyklusunregelmäßigkeiten auf. Ungefähr die Hälfte aller Frauen mit Bulimie leiden unter hormonellen Störungen, die zu einem unerfüllten Kinderwunsch beitragen. Auf der anderen Seite kann die Aufnahme oraler Antikonzeptiva durch das Erbrechen gestört sein, was wiederum das Risiko ungewollter Schwangerschaften erhöht. Die Rate der Schwangerschaftskomplikationen ist bei Frauen mit Bulimie deutlich erhöht.

1.6 Psychische Begleiterscheinungen

Die Bulimie ist für viele Betroffene meist nicht die einzige Erkrankung, unter der sie leiden. Viele berichten über Ängste von Krankheitswert (sogenannte Angststörungen, wie z. B. die soziale Phobie) oder depressive Symptome, die häufig das Ausmaß einer Depression annehmen. Auch leiden viele unter einer Aufmerksamkeitsdefizit-/Hyperaktivitätsstörung (ADHS), die mit impulsiven Handlungen, Konzentrationsschwierigkeiten und Problemen bei der Alltagsstrukturierung einhergehen.

Ein Drittel der Personen mit Bulimie ist zusätzlich durch das Vorliegen einer Persönlichkeitsstörung belastet. Bei den meisten davon handelt es sich um die emotional-instabile (Borderline-)Persönlichkeitsstörung und die vermeidend-selbstunsichere Persönlichkeitsstörung. Jenseits der Einschränkungen, die mit den Ess-Brechanfällen verbunden sind, erschweren die Symptome einer Persönlichkeitsstörung die Beziehungsgestaltung und führen zu einem erheblichen Leidensdruck oder Beeinträchtigungen in sozialen, beruflichen oder anderen wichtigen Lebensbereichen über die gesamte Lebensspanne. Da das Ausmaß der Ess-Brechanfälle insbesondere in Stress- und Konfliktsituationen verstärkt auftritt, ist eine sorgfältige Diagnostik durch eine*n Expert*in über das Vorliegen einer Persönlichkeitsstörung für den Behandlungsverlauf sehr wichtig. Gleichermaßen ist die klinische Erfassung von Ängsten und Depressionen bei Personen mit Bulimie hoch relevant, da belastende Emotionen die Wahrscheinlichkeit von Ess-Brechanfällen erhöhen.

1.7 Wie verbreitet ist die Bulimia nervosa?

Im Vergleich zu anderen psychischen Störungen, wie z. B. der Depression, an der gegenwärtig 7 bis 10 % der Bevölkerung leiden, ist die Bulimie eine seltene Erkrankung. Einer neueren Überblicksarbeit (Galmiche, Dechelotte, Lambert & Tavolacci, 2019) zufolge leiden etwa 1.5 % der Frauen und 0.1 % der Männer gegenwärtig an einer Bulimie. Auf Deutschland bezogen summiert sich damit die Anzahl der Betroffenen auf ca. 1.2 Millionen Frauen.

Zwar verschweigen viele Personen mit Bulimie ihre Erkrankung aus Schuld- und Schamgefühlen oft über mehrere Jahre, dennoch haben mittlerweile etliche berühmte Menschen, die unter Ess-Brechanfällen litten, ihre Erkrankung öffentlich gemacht: Prinzessin Diana aus England, Prinzessin Victoria aus Schweden, die Schauspielerinnen Candace Cameron Bure, Diane Keaton, Jane Fonda, die Sängerinnen Demi Lovato, Geri Halliwell, Nicole Scherzinger, Lady Gaga sowie der Schriftsteller Benjamin von Stuckrad-Barre und viele andere.

Die Wahrscheinlichkeit, im Laufe des Lebens an einer Bulimie zu erkranken, liegt bei 1.9 % für Frauen und 0.6 % für Männer. Adoleszente Mädchen haben mit einer Wahrscheinlichkeit von 2.6 % ein etwas höheres Erkrankungsrisiko. Einer neueren Studie zufolge erkranken 83 % der Betroffenen vor dem 24. Lebensjahr (Volpe, Tortorella, Manchia, Monteleone, Albert & Monteleone, 2016). Wenngleich die Prävalenzen niedrig sind, handelt es sich bei der Bulimie aufgrund der körperlichen, psychischen und psychosozialen Folgeerscheinungen und der damit einhergehenden starken Beeinträchtigung in der Lebensqualität um eine schwere psychische Erkrankung.

Die Häufigkeit von Menschen mit bulimischen Symptomen scheint über die Jahrzehnte zugenommen zu haben (Nakai, Nin & Noma, 2014; Zachrisson, Vedul-Kjelsas, Gotestam & Mykletun, 2008). Berufsgruppen, in denen ein starker Schlankheitsdruck vorliegt (z. B. Models, Leistungssportlerinnen und Leistungssportler, Balletttänzerinnen und Balletttänzer), sind für die Entwicklung bulimischer Symptome besonders gefährdet, allerdings ist das Vollbild der Bulimie nicht mit spezifischen Berufsgruppen verknüpft.

2 Wie entsteht eine Bulimia nervosa und warum geht sie nicht von alleine weg?

Bisher haben Sie in diesem Ratgeber viel über die Kernsymptome der Bulimie, deren körperliche und psychische Folgeerscheinungen erfahren und Möglichkeiten zur Selbstbeurteilung einer Bulimie kennengelernt. Immer wieder fragen sich Betroffene und deren Angehörige zurecht, warum man an einer Bulimie erkrankt. Eine einfache und voll umfängliche Antwort auf diese Frage gibt es allerdings nicht, da die Entstehung der Bulimie im Zusammenhang mit vielfältigen Risiko-, aber auch Schutzfaktoren zu sehen ist, die von Person zu Person sehr unterschiedlich sind und zu individuellen Problemkonstellation führen können. Es ist daher nicht zielführend, von einer Hauptursache der Bulimie zu sprechen.

In den Medien wird häufig das gesellschaftliche Schlankheitsideal als Hauptursache für die Entstehung einer Bulimie aufgeführt. Solche Aussagen sind jedoch zu oberflächlich, zu verallgemeinernd und falsch. Gerade am Beispiel des Schlankheitsideals wird deutlich, dass dieses niemals als alleiniger Faktor für die Entstehung einer Bulimie verantwortlich sein kann, da nahezu 100 % der Frauen diesem Ideal ausgesetzt sind, aber nur die allerwenigsten eine Bulimie entwickeln. Richtig ist die Aussage, dass das Schlankheitsideal ein notwendiger, aber eben kein hinreichender Faktor für die Entstehung einer Bulimie ist.

Im Folgenden wird auf einige Risikofaktoren und Bedingungen eingegangen, die mit Blick auf die Entstehung einer Bulimie wichtig sind. Während einige dieser Bedingungen nicht veränderbar sind (z. B. die genetische Ausstattung, die eine Person mitbringt, ihr Geschlecht), stellen etliche veränderbare Bedingungen die Grundlage für die (erfolgreiche) Behandlung dar.

2.1 Risikofaktoren

Risikofaktoren beziehen sich auf Erfahrungen und Bedingungen, die die *Wahrscheinlichkeit* für die spätere Entwicklung einer Bulimie erhöhen. Risikofaktoren müssen demnach vor Beginn der Bulimie vorhanden gewesen sein. Im Hinblick auf die im Folgenden vorgestellten Risikofaktoren gilt es dabei zu bedenken, dass das Vorhandensein eines einzelnen Risikofaktors nicht bedeutet, dass eine Person zwangsläufig eine Bulimie entwickelt. So zum Beispiel haben Männer ein erhöhtes Risiko für einen schweren Verlauf nach einer Ansteckung mit Covid-19. Das bedeutet jedoch nicht, dass jeder Mann, der sich mit Covid-19 infiziert, einen schweren Verlauf haben wird. In der Tat ist es so, dass für die allermeisten Männer eine Covid-19-Infektion asymptomatisch bzw. mit nur milden Symptomen verläuft. Erst in Kombination mit anderen Risikofaktoren, wie z. B. die Zugehörigkeit zu einer bestimmten Blutgruppe, ein hohes Alter und bestimmte Vorerkrankungen, erhöht sich die Vorhersagekraft hinsichtlich des Krankheitsverlaufs eines männlichen Patienten mit Covid-19.

Auf der anderen Seite gilt es zu bedenken, dass Risikofaktoren durch bestimmte andere, günstige Bedingungen, sogenannte Schutzfaktoren, abgemildert bzw. kompensiert werden können. So entwickeln viele Soldaten nach Kampfeinsätzen in Kriegsgebieten eine Posttraumatische Belastungsstörung. Das Risiko für die Entwicklung einer solchen Posttraumatischen Belastungsstörung nach einem Kampfeinsatz ist jedoch geringer für Soldaten, die ihr soziales Umfeld unterstützend wahrnehmen und positive Problemlösestrategien besitzen.

Da Risikofaktoren etwas über die Wahrscheinlichkeit aussagen, mit der man eine Erkrankung erwerben wird, beinhaltet eine sorgfältige und präzise Ermittlung der Faktoren die Erfassung bestimmter Persönlichkeitseigenschaften, Erfahrungen und biologischer Dispositionen noch *vor* Beginn der Erkrankung. Nur so kann letztlich sichergestellt sein, dass eine bestimmte Persönlichkeitseigenschaft oder Erfahrung u. a. nicht die *Folge* der Erkrankung darstellt. So zum Beispiel kann es sein, dass familiäre Spannungen die Wahrscheinlichkeit eines Ess-Brechanfalls erhöhen. Auf der anderen Seite könnte es genauso wahrscheinlich sein, dass Spannungen innerhalb der Familie die *Folge* von Ess-Brechanfällen sind. Um zu testen, ob familiäre Spannungen tatsächlich die Wahrscheinlichkeit von Ess-Brechanfällen erhöhen (und damit einen Risikofaktor für die Entstehung einer Bulimie darstellen) müssten familiäre Konflikte zunächst in einem sehr frühen Alter bei *noch gesunden* (nicht an Bulimie erkrankten) Kindern erfasst werden. Sind diese Kinder dann im mittleren Erwachsenenalter, sprich, in einem Alter, in dem eine erstmalige Erkrankung an Bulimie unwahrscheinlich wird, müsste geprüft werden, welches dieser Kinder eine Bulimie entwickelt hat und welches nicht. Haben dann nur jene Kinder eine Bulimie entwickelt, deren familiäres Zusammenleben von starken Konflikten geprägt war, wären familiäre Konflikte ein „gesicherter" Risikofaktor.

Aufgrund der geringen Prävalenz der Bulimie ist die Durchführung solcher prospektiver (in die Zukunft angelegte) Langzeitstudien jedoch sehr aufwändig und teuer. Bezogen auf das obige Beispiel müssten nämlich sehr viele Kinder hinsichtlich ihrer familiären Situation getestet werden, um sicherzustellen, dass später im frühen Erwachsenenalter ausreichend viele dieser Kinder an Bulimie erkrankt sein werden. Dies ist insofern wichtig, als dass sich ein Zusammenhang zwischen familiärem Zusammenleben und Bulimie nur dann ergeben kann, wenn es ausreichend viele Personen mit Bulimie in der Studie gäbe.

Aufgrund der hohen Kosten und des hohen Aufwands prospektiver Langzeitstudien stammt die Ermittlung von Risikofaktoren im Bereich der Bulimie-Forschung nach wie vor vorwiegend aus sogenannten retrospektiven Querschnittstudien. Das bedeutet, dass in vielen Studien *bereits an Bulimie erkrankte* Personen hinsichtlich bestimmter Bedingungen (z. B. familiäre Konflikte) *nachträglich* befragt wurden. Diese Bedingungen werden dann auch in einer Gruppe von Personen erfasst, die der Bulimie-Gruppe in vielerlei Hinsicht ähnlich ist (z. B. Alter, Geschlecht, Einkommen, u. v. m.), aber nicht an Bulimie erkrankt ist. Durch diesen Vergleich wird dann ersichtlich, ob eine bestimmte Bedingung in der Bulimie-Gruppe häufiger vorkommt als in der Gruppe der Nichterkrankten (Kontrollgruppe). Aus diesem Vergleich wird dann geschlossen, dass ein solcher Faktor möglicherweise die Wahrscheinlichkeit für eine Bulimie erhöht. Damit ist jedoch nicht gesichert, ob die erfassten Bedingungen tatsächlich *Ursache* der Erkrankung oder eben eine *Folge* der Erkrankung sind. Ebenso ist dadurch nicht gesichert, ob die Auffälligkeiten tatsächlich auf die Bulimie, oder aber auf die anderen psychischen Leiden (z. B. Ängste, Depression), die mit einer Bulimie oft einhergehen, zurückzuführen sind. Letztlich ist es daher im Rahmen der Behandlung wichtig zu eruieren, ob eine bestimmte Vorerfahrung oder Bedingung im Einzelfall von Bedeutung ist oder nicht. Im Kasten werden die wichtigsten Risikofaktoren, die mit der Entstehung einer Bulimie assoziiert sind, aufgeführt.

Risikofaktoren der Bulimie

- Weibliches Geschlecht
- Jüngeres Lebensalter
- Erblichkeit
- Genetisch bedingte Veränderungen in der Appetit-, Stimmungs- und Gewichtsregulation
- Adipositas im Kindesalter
- Elterlicher Kommunikationsstil
- Elterliches Essverhalten
- Sexueller, körperlicher und emotionaler Missbrauch
- Soziokultureller Schlankheitsdruck
- Diäthalten und Fasten
- Sorgen um Figur und Gewicht, Körperunzufriedenheit
- Perfektionismus
- Impulsivität
- Stressoren und kritische Lebensereignisse

Weibliches Geschlecht. Die Bulimie kommt bei Frauen sehr viel häufiger vor als bei Männern. Warum dies so ist, hängt von einer Reihe von Faktoren ab. Der Selbstwert ist bei Frauen häufiger als bei Männern stark vom Äußeren abhängig und Frauen definieren sich stärker über körperliche Attraktivität als Männer. Das macht sie auch stärker von den Meinungen anderer und vom gesellschaftlichen Schlankheitsideal abhängig. Dadurch, dass sie ihrem Körpergewicht, ihrer Figur und ihrem äußeren Erscheinungsbild eine große Bedeutung beimessen, neigen Frauen wesentlich häufiger als Männer dazu, Diäten durchzuführen. All das sind Faktoren, die Frauen anfälliger für Essanfälle machen als Männer (auf den Zusammenhang dieser Faktoren mit Essanfällen wird weiter unten in diesem Kapitel eingegangen).

Alter. Auch das Alter spielt für die Entstehung einer Bulimie eine wichtige Rolle. Hierbei spielen vermutlich die pubertätsbedingten hormonellen Veränderungen eine wichtige Rolle. Neben der ersten Monatsblutung äußern sich diese bei den Mädchen in einem vermehrten Brustwachstum sowie einer verstärkten Einlagerung von Fettzellen, die u. a. im Bereich von Hüften und Po sichtbar werden. Bei Jungen kommt es zum Stimmbruch und zu einer vermehrten Körperbehaarung. Während es sich dabei zunächst um natürliche biologische Entwicklungsschritte handelt, haben diese Veränderungen für Jungen und Mädchen eine unterschiedliche Bedeutung. Durch die tiefere Stimme und die vermehrte Körperbehaarung nähern sich Jungen an das männliche Schönheitsideal an, während diese körperlichen Veränderungen bei Mädchen, insbesondere jene der vermehrten Fetteinlagerung, oftmals mit Unsicherheit und einer vermehrten Unzufriedenheit mit dem Körper einhergehen. Die vermehrte Körperunzufriedenheit macht Mädchen für Diäten anfälliger, was wiederum das Risiko für eine Bulimie erhöht.

Erblichkeit und andere biologische Faktoren. Das Risiko an einer Bulimie zu erkranken ist bei Personen, deren Verwandte ersten Grades ebenfalls an einer Bulimie erkrankt sind, um ca. das Vierfache erhöht. Der Einfluss der Erblichkeit variiert jedoch von Studie zu Studie zwischen 28 und 83 %. Das verdeutlicht, dass die Tatsache, dass ein Familienmitglied bereits an Bulimie erkrankt ist, nicht zwangsläufig dazu führt, dass man selbst an einer Bulimie erkrankt. Die große Spannbreite in der Erblichkeit der Bulimie zeigt, dass genetische Faktoren nicht allein für die Entstehung einer Bulimie verantwortlich sind. Auch Studien, die einen möglichen Zusammenhang der Bulimie mit bestimmten Genen untersucht haben, die einen Einfluss auf Appetit, Stimmung und Gewichtsregulation nehmen, haben sehr uneinheitliche Ergebnisse geliefert, was noch einmal verdeutlicht, dass nicht veränderbare, biologisch-genetische Aspekte nur einen kleinen Anteil an der Entstehung der Bulimie haben.

Adipositas im Kindesalter. Das Risiko für die Entwicklung einer Bulimie ist erhöht, wenn in der Kindheit starkes Übergewicht (Adipositas) vorliegt. Einige Befunde deuten auch darauf hin, dass eine Häufung familiärer elterlicher Adipositas mit der Entstehung der Bulimie verknüpft ist. Auch hier könnte wiederum das Essverhalten in Folge der Unzufriedenheit mit dem Übergewicht eine Rolle spielen. Andererseits kann ein erhöhtes Körpergewicht auch genetisch mitbedingt sein.

Elterliches Essverhalten. Kinder, deren Mütter sich sehr restriktiv ernähren und einen starken Schlankheitsdrang haben, haben ein höheres Risiko, sich später selbst zu überessen. Dies zeigt sich bereits bei Kindern im Alter von fünf Jahren. Dabei sind mehrere Wege der „Übertragung" des Essproblems möglich. Einmal fungieren die Eltern in vielen Bereichen als Modell für ihre Kinder. Das heißt, dass Kinder, die schon früh bemerken, dass ihre Eltern sich aufgrund einer ausgeprägten Körperunzufriedenheit oder einem hohen

Schlankheitsstreben gezügelt ernähren, sich dieses Verhalten als „Modell“ nehmen und dann selbst zu gezügelten (restriktiven) Essern werden. Heute gilt es als gesichert, dass gezügeltes Essverhalten eine starke Vorhersagekraft mit Blick auf Essanfälle hat.

Auf der anderen Seite sind Mütter, die selbst eine problematische Einstellung zu ihrem Körper haben und Auffälligkeiten im Essverhalten zeigen, deutlich kritischer im Hinblick auf das Essverhalten ihrer Töchter und fordern oftmals von ihren Kindern ein, sich restriktiver zu ernähren. In Laboruntersuchungen hat sich zum Beispiel gezeigt, dass ein auf das Essen bezogener restriktiver Erziehungsstil mit einem deutlich erhöhten Snackkonsum von Kindern im Alter von fünf bis neun Jahren verknüpft ist. Insgesamt scheinen verbale Äußerungen und aktive Ermutigungen vonseiten der Eltern, sich restriktiver zu ernähren und schlanker werden zu müssen im Hinblick auf die Entstehung einer Bulimie einen stärkeren Einfluss zu haben als das Modelllernen.

Soziokulturelle Einflüsse. Insbesondere in den westlichen Industrieländern ist ein sehr schlankes Schönheitsideal für Frauen vorherrschend. Frauen, die dieses Ideal sehr stark verinnerlicht haben und damit positive Eigenschaften wie Beliebtheit und Erfolg verknüpfen, haben ein höheres Risiko für eine Bulimie. Begünstigt wird dies auch durch die Wahrnehmung, dass im eigenen Umfeld (durch Freund*innen, Familie, Partner*in oder Medien) ein sehr starker Schlankheitsdruck vorherrscht. Es gilt des Weiteren als gesichert, dass Frauen, die das Schlankheitsideal sehr stark verinnerlicht haben, vermehrt zu Diäten neigen, was wiederum den Teufelskreis von Ess-Brechanfällen begünstigt. Das folgende Fallbeispiel verdeutlicht die Bedeutung soziokultureller Einflüsse für die Entwicklung einer Essstörung im Sinne einer Bulimie:

Fallbeispiel: Alles dreht sich um die Figur und das Gewicht

Marlene H., 19 Jahre, leidet seit drei Jahren an einer Bulimie. Sie berichtet, dass das Thema „Figur und Gewicht“ für sie schon seit ihrer Kindheit ein sehr beherrschendes Thema gewesen sei. Ihre Mutter sei immer in Sorge um ihr eigenes Gewicht, aber auch um das Gewicht ihrer Töchter gewesen. So habe die Mutter regelmäßig Diättage eingelegt, an denen sie nur getrunken, aber nichts gegessen habe. Meistens sei das freitags so gewesen. Auch habe die Mutter immer Bemerkungen gemacht, wenn es ihrer Tochter Marlene mal wieder so richtig gut geschmeckt habe und sie sich noch einen Nachschlag genommen habe. Auch der Vater habe dabei eine wichtige Rolle gespielt. Er sei Lehrer an einer Berufsschule und habe immer wieder positive oder auch abwertende Bemerkungen über das Aussehen der Schülerinnen gemacht; die Figur habe dabei für die Bewertung des Aussehens immer eine zentrale Rolle gespielt. Sie selbst habe darunter gelitten, weil ihr Vater nie etwas Positives über ihr Aussehen gesagt habe. Stattdessen habe der Vater sie auch oft ermahnt, weniger Schokolade zu essen, da Schokolade ja bekanntlich dick mache. Dieses Gefühl, hässlich und unattraktiv zu sein, habe sich noch weiter verstärkt, wenn sie sich mit ihrer zwei Jahre jüngeren Schwester verglichen habe, die sehr zierlich ausgesehen habe.

Auch in der Schule sei es ständig um das Thema „Figur und Gewicht" gegangen. Zum Beispiel sei sie im Vergleich zu ihren Mitschülerinnen schon relativ früh in die Pubertät gekommen; ihre Brüste seien daher schon viel mehr sichtbar gewesen als bei ihren Freundinnen und Mitschülerinnen. Sie habe sich deshalb sehr unwohl gefühlt und habe sich oft eine so flache Brust gewünscht, wie sie sie früher gehabt habe.

Auch seien die Jungen in ihrer Klasse manchmal sehr verletzend gewesen; sie hätten die Mädchen mit bösen Worten und Anspielungen auf deren Aussehen beschimpft. Sie erinnere sich daran, dass einer der Jungen auch ihr gegenüber hässliche Anspielungen auf ihren „dicken Po" gemacht habe. Das sei für sie schließlich der Auslöser gewesen, weniger zu essen, um an Gewicht abzunehmen.

Diäthalten und Fasten. Personen, die regelmäßig auf „verbotene" Nahrungsmittel verzichten, die sich sehr restriktiv ernähren, sind anfälliger für bulimisches Essverhalten als Personen, die ein regelmäßiges, ausgewogenes Essverhalten aufweisen und auch verbotene Nahrungsmittel in ihrem Speiseplan haben. Insbesondere dauerhaftes Fasten hat eine starke Vorhersagekraft im Hinblick auf die Entstehung der Bulimie.

Das Minnesota-Experiment

Das Minnesota-Experiment aus der Arbeitsgruppe um Ancel Keys liefert sehr eindrückliche Ergebnisse mit Blick auf den Einfluss von Diäten auf Essanfälle: In den ersten drei Monaten der Studie wurde das Essverhalten von 36

Männern, denen die freiwillige Mitwirkung am Experiment als Alternative zum Militärdienst angeboten wurde, genau erfasst. Im Anschluss daran durchliefen die Teilnehmer eine sechsmonatige Diätphase, in der die tägliche Kalorienmenge auf die Hälfte (1570 kcal) reduziert wurde. Neben einer Reihe von auffälligen Essverhaltensweisen (z. B. eine starke gedankliche Beschäftigung mit Essen und Kalorien, Sammeln von Rezeptideen, Horten von Nahrungsmitteln) traten bei den Männern, die vor Beginn der Studie noch nie Auffälligkeiten im Essverhalten zeigten, im Zuge der Nahrungsrestriktion Essanfälle auf. Diese setzten sich auch noch in der dreimonatigen Rehabilitationsphase der Studie fort (Franklin, Schiele, Brozek & Key, 1948; Keys, Brozek, Henschel, Michelson & Taylor, 1950).

Sorgen um Figur und Gewicht/Körperunzufriedenheit. Sorgen um die Figur und das Gewicht sowie Körperunzufriedenheit gehören neben restriktivem Essen zu den robustesten Risikofaktoren für die Entstehung der Bulimie. Insgesamt ist das Risiko für die Entstehung einer Bulimie (oder anderen Essstörungen) bei körperunzufriedenen Mädchen um das Vierfache erhöht. Während die bisher genannten Risikofaktoren eng mit der Entstehung einer Essstörung, u. a. auch einer Bulimie verbunden sind, gibt es eine Reihe weiterer Risikofaktoren, die allgemein eine Vulnerabilität für die Entwicklung einer psychischen Störung mit sich bringen. Einige dieser Faktoren werden im Folgenden beispielhaft aufgeführt.

Persönlichkeitsfaktoren. Persönlichkeitsfaktoren spielen eine wichtige Rolle bei der Entstehung der Bulimie. Personen mit Bulimie beschreiben sich als perfektionistischer als Personen ohne Bulimie. Sie beschäftigen sich viel mit den eigenen Fehlern und setzen sich selbst oft (zu) hohe Standards. Der erhöhte Perfektionismus zeigt sich auch darin, dass Personen mit Bulimie dazu neigen, Dinge entweder schwarz oder weiß zu sehen: ein bestimmtes Nahrungsmittel ist entweder gefährlich oder ungefährlich, ein bestimmter Tag war entweder gut oder schlecht, eine Prüfung haben sie entweder als Sieger oder Versager (trotz Bestehen) abgeleistet. Dieses Schwarz-Weiß-Denken durchdringt sämtliche Lebensbereiche von Personen mit Bulimie. Im Bereich des Essens zeigt sich dieses dichotome Denken oft darin, dass die Betroffenen nach einer kleinen essensbezogenen Regelüberschreitung (z. B. das Konsumieren eines Schokoriegels) kapitulieren und in enthemmtes Essen übergehen. In einigen Studien hat sich gezeigt, dass perfektionistische Denk- und Verhaltensweisen den Beginn bulimischer Symptome begünstigen.

Ein weiterer Persönlichkeitsfaktor, der mit Bulimie in Verbindung steht, ist erhöhte Impulsivität. Personen mit Bulimie berichten oftmals von Schwierigkeiten, Dinge im Voraus zu planen. Insbesondere wenn sie (negative und positive) Gefühle wahrnehmen, handeln Personen mit Bulimie impulsiver als Personen ohne Bulimie. Es hat sich gezeigt, dass eine höhere Impulsivität die Wahrscheinlichkeit für bulimisches Essverhalten begünstigt, aber auch die Vorhersagekraft für anderes riskantes Verhalten wie die Neigung zu Suizidversuchen und selbstverletzendem Verhalten erhöht.

Elterliche Kommunikation. Menschen, die in ihrer Kindheit negative familiäre Erfahrungen durchlebt haben, haben ein höheres Risiko für eine Bulimie. Damit sind hohe elterliche Erwartungen und insbesondere kritische und negative elterliche Kommentare hinsichtlich der Figur, des Gewichts und des Essverhaltens des Kindes gemeint. Probleme der Eltern wie Alkoholismus, Substanzmissbrauch oder Depression erhöhen ebenfalls die Wahrscheinlichkeit einer Bulimie. Dies könnte damit verbunden sein, dass Eltern, die selbst unter psychischen Problemen leiden, vermehrt Schwierigkeiten haben, auf die Bedürfnisse des Kindes einzugehen. In der Tat beschreiben Personen mit Bulimie ihre Eltern als kritischer in ihrer Kommunikation und weniger fürsorglich als Personen ohne Bulimie dies tun. Je kritischer Personen mit Bulimie die elterliche Fürsorge wahrnehmen, desto stärker ist die Bulimie ausgeprägt.

Sexueller, körperlicher und emotionaler Missbrauch. Missbräuchliche Erfahrungen in der Kindheit und Adoleszenz erhöhen die Wahrscheinlichkeit für Ess- und Gewichtsprobleme und zumindest subklinischen Symptomen einer Bulimie in der Adoleszenz. So zeigen Studien, dass Kinder, die körperlich vernachlässigt werden oder einen sexuellen Missbrauch erfahren, in der Adoleszenz etwa sechsmal häufiger unter selbstinduziertem Erbrechen leiden und fünfmal häufiger eine Essstörungsdiagnose erhalten als Kinder ohne solche Erfahrungen. Körperliche Vernachlässigung in der Kindheit erhöht auch die Wahrscheinlichkeit für späteres restriktives Essverhalten und Adipositas, was beides wiederum Faktoren sind, die für sich das Risiko einer Bulimie erhöhen. Hervorzuheben ist, dass sexueller Missbrauch in der Kindheit, aber auch andere Formen des Missbrauchs im Kindes- und Jugendalter allgemein das Risiko für die Entwicklung psychischer Störungen, u.a. Angststörungen, Depressionen, Schlafstörungen und traumabezogene Störungen erhöhen und damit nicht spezifisch für die spätere Entwicklung einer Bulimie sind. Die Wichtigkeit der Erfassung über das Vorliegen eines Missbrauchs im Rahmen einer Bulimie zeigt sich jedoch darin, dass das Vorhandensein eines sexuellen Missbrauchs in der Kindheit mit einem schlechteren Therapieverlauf und einer schlechteren Langzeitprognose verknüpft ist. Aus diesem Grund stellt auch die Bearbeitung eventueller Missbrauchserfahrungen einen wesentlichen Baustein der Bulimie-Behandlung dar.

Stressoren/kritische Lebensereignisse. Stress und Bulimie stehen in einem engen Zusammenhang. Im Vorfeld der Erkrankung berichten viele Betroffene vermehrt von chronischem Stress, zwischenmenschlichen Konflikten und von kritischen Lebensereignissen. Hautsächlich betreffen die kritischen Lebensereignisse familiäre Störungen und Störungen in sozialen Beziehungen. Insbesondere der Verlust eines nahen Familienangehörigen durch Tod (Tod der Mutter, des Vaters oder eines Geschwisterkindes) erhöht die Wahrscheinlichkeit für die künftige Entwicklung bulimischer Symptome, sofern Schutzfaktoren auf Seiten der Umwelt (z.B. soziale Unterstützung) oder auf Seiten der Person (z.B. effektive Bewältigungsstile im Umgang mit Belastungen) fehlen bzw. nicht ausreichend vorhanden sind.

2.2 Was löst Ess-Brechanfälle aus und warum treten sie immer wieder auf?

Für viele Personen mit Bulimie kommen Essanfälle plötzlich, so, als ob von einem Moment auf den anderen ein Schalter umgelegt wird. Wenngleich Ess-Brechanfälle ganz individuelle Auslöser haben und in der Behandlung daher systematische Selbstbeobachtungen zu den individuellen Auslösern angeleitet werden, so hat sich gezeigt, dass es eine Reihe von Bedingungen gibt, die einen Ess-Brechanfall anbahnen.

Zum einen gibt es eine Reihe situativer Faktoren (z.B. ein Streit mit dem*der Partner*in), die Ess-Brechanfälle auslösen. Es gibt aber auch bestimmte Gedanken und Gefühle, die einem Essanfall vorausgehen und diesen anbahnen können. Nicht zuletzt können Gefühle und Gedanken, die unmittelbar nach dem Erbrechen aufkommen, den nächsten Essanfall anbahnen. Das heißt, dass zwischen Problemen und Ess-Brechanfällen eine Wechselwirkung besteht: Manche Probleme verursachen Ess-Brechanfälle, manche Probleme sind aber auch Folge der Ess-Brechanfälle und können diese dann gar verschlimmern. Im Folgenden werden daher die wichtigsten auslösenden und aufrechterhaltenden Bedingungen von Ess-Brechanfällen beschrieben.

Restriktives (kontrolliertes) Essen und selbst auferlegte Diätregeln. Personen mit Bulimie richten ihr Essverhalten in der Regel nicht nach dem natürlichen Hunger- und Sättigungsgefühl, stattdessen praktizieren sie unterschiedliches Diätverhalten. Manche Betroffene nehmen zwischen ihren Essanfällen gar kein Essen zu sich, sie fasten. Dabei unterdrücken sie ihr Hungergefühl über den ganzen Tag hinweg, manchmal auch über mehrere Tage, bis es zum Essanfall kommt. Andere wiederum erlauben sich lediglich eine gewisse Kalorienmenge pro Tag (z. B. 1000 kcal), die in der Regel weit unter der Kalorienmenge liegt, die der Körper zum Funktionieren benötigt. Es gibt aber auch Personen mit Bulimie, die eine Reihe von Nahrungsmitteln vermeiden. Insbesondere sind dies Nahrungsmittel, die allgemein als „dickmachend" gelten, weswegen sie als schlechte, gefährliche und verbotene Nahrungsmittel bewertet werden. Nicht selten kommt es darüber hinaus vor, dass die eigenen Verbote und Kalorieneinschränkungen als gesunde Lebensgewohnheit deklariert werden, obwohl sich dahinter das Festhalten an einer Ernährungsgewohnheit verbirgt, die auf eine Beeinflussung des Gewichts abzielt. Es handelt sich also um „getarnte" Diäten.

In den allermeisten Fällen praktizieren Personen mit Bulimie alle beschriebenen Diätformen. Wenngleich nicht allen Essanfällen Diäten vorausgehen und nicht alle Menschen, die eine Diät machen, eine Bulimie entwickeln, so gelten Diäten als robuster und unmittelbarer Auslöser von Essanfällen. Insbesondere wenn längere Fastenperioden bestehen, wird der Körper irgendwann zwangsläufig fürs Überleben mit Heißhunger reagieren. Aber auch wenn sich die Betroffenen an sehr strengen Diätregeln orientieren, pendeln sie häufig zwischen Fastenperioden und Perioden mit Essanfällen hin und her. Aus der Forschung ist bekannt, dass Diäten auch bei Menschen ohne Essstörung zu Essanfällen oder Überessen führen können. Das bedeutet, dass strikte Diätregeln dazu führen, dass unter bestimmten Bedingungen (z. B. nach einem anstrengenden Tag) die selbst auferlegten Regeln nicht eingehalten werden können (z. B. „Jetzt brauche ich unbedingt etwas zu essen. Jetzt habe ich mir das verdient. Jetzt ist eh schon alles egal.“). Daraus wird ersichtlich, dass Diäten oftmals auch eine Reaktion darauf sind, zu viel gegessen zu haben (z. B. im Rahmen eines Essanfalls oder nach Verletzung der selbst auferlegten Regeln). Wie in Abbildung 1 dargestellt wird dadurch deutlich, dass Diäten sowohl für die Entstehung, aber auch für die Aufrechterhaltung der Bulimie eine Schlüsselrolle spielen.

Eine weitere Folge der Diäten ist, dass die Betroffenen sich dadurch ständig mit dem Essen beschäftigen. Dies ist insofern belastend, als dass die Gedanken häufig um Nahrungsmittel kreisen, die sie eigentlich zu vermeiden versuchen. Darüber hinaus kann aufgrund des Diätverhaltens die Beschäftigung mit dem Thema (Nicht-)Essen so stark werden, dass die Betroffenen Schwierigkeiten haben, ihrer Arbeit und ihren sozialen und anderen Alltagsaktivitäten nachzugehen. Nicht selten entstehen dadurch Konzentrationsschwierigkeiten, die wiederum aufgrund vermehrter Fehler zu Stressoren führen (z. B. Konflikte mit dem Arbeitgeber), die wiederum die Wahrscheinlichkeit eines Essanfalls erhöhen.

Hinzu kommt, dass das Diätverhalten von Personen mit Bulimie strikten Regeln unterliegt. Oft gibt es strikt einzuhaltende Regeln wann, wo, wieviel und

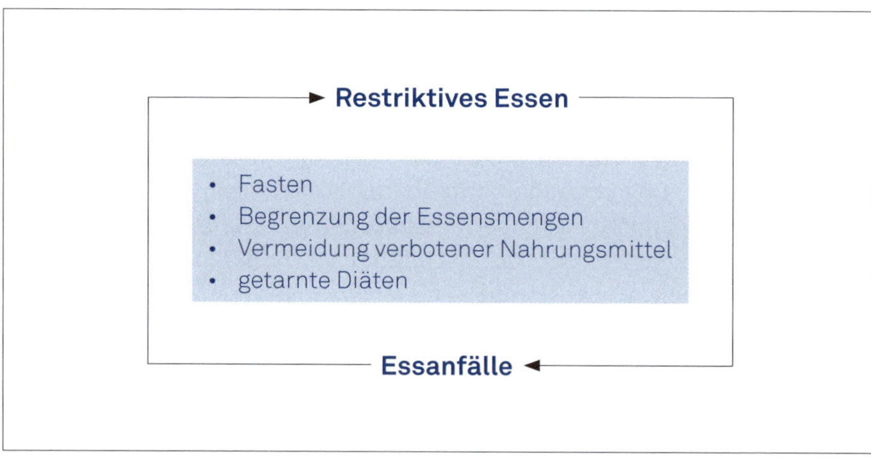

Abbildung 1: Der Zusammenhang von restriktivem Essen und Essanfällen

was gegessen werden darf. Wenn diese strikten Regeln dann durch einen Essanfall durchbrochen werden, fühlen sich die Betroffenen oftmals als Versager. Genau dieses Versagensgefühl führt dann zu Stress, was einen neuen Essanfall provoziert.

Durch das Wechselspiel von Diätverhalten und Essanfällen kommt es darüber hinaus nicht selten zu erheblichen Gewichtsschwankungen. Diese wiederum verstärken den beschriebenen Teufelskreis und vergrößern insbesondere nach den Essanfällen den Wunsch, an Gewicht zu verlieren. Dies steigert auch den starken Drang mit der Diät von Neuem zu beginnen. Aus diesem Grund zielen die meisten Behandlungen von Menschen mit einer Bulimie gleich zu Beginn darauf ab, das Diätverhalten zu unterbinden.

Purging-Verhalten. Die meisten Personen mit Bulimie berichten, nicht gleich mit dem Erbrechen in Folge der Essanfälle begonnen zu haben, sondern dass sie zunächst versucht haben, durch Diätverhalten einer Gewichtszunahme entgegenzuwirken. Die Möglichkeit, den Essanfällen durch Erbrechen entgegenzusteuern, ist erstmal für viele Betroffene eine Befreiung, weil darin eine effektive und langfristige Möglichkeit gesehen wird, Gewichtszunahmen zu vermeiden. Studien zufolge greift die überwiegende Mehrheit der Betroffenen früher oder später zum Erbrechen, um Essanfälle vermeintlich erfolgreich zu kompensieren.

Allerdings fördert das Erbrechen auf zweierlei Wegen das erneute Aufkommen von Essanfällen. Zum einen haben Betroffene oftmals die Vorstellung, dass sie die im Rahmen eines Essanfalls konsumierten Kalorien durch den Einsatz unangemessener Kompensationsmaßnahmen ausgleichen können. Dadurch nehmen die Häufigkeit und Größe der Essanfälle zu. Zum anderen bemerken die Betroffenen ziemlich bald, dass das Erbrechen leichter geht, wenn der Magen sehr voll ist. Auch dies wiederum führt dazu, dass die Essanfälle größer werden und die Betroffenen zunehmend mehr vom Erbrechen abhängig werden. In diesem Zusammenhang berichten viele Betroffene, dass sie zu Beginn ihrer Erkrankung vor allem nach Essanfällen erbrochen haben, dass jedoch mit zunehmender Dauer der Bulimie das Erbrechen zu einem Selbstläufer wurde und sie sich gezwungen fühlten, auch normale Essensmengen zu erbrechen.

Durch das Erbrechen nach einem Essanfall kann allerdings nur eine kleine Menge der aufgenommenen Kalorien einer Verstoffwechselung entzogen werden. Dies wiederum führt zu starken und unerwünschten Gewichtsschwankungen, die wiederum das Diätverhalten verstärken und so den Teufelskreis der Bulimie aufrechterhalten. Eine ähnliche Wirkweise gilt auch für die seltener eingesetzten Maßnahmen der Entleerung wie Abführmittel, Entwässerungsmittel und Einläufe. Alle genannten Methoden der Entleerung (purging) sind für eine nachhaltige Gewichtsregulation unwirksam. Die dadurch oft kurzfristig eintretende Abnahme des Körpergewichts ist trügerisch, denn sie kommt ausschließlich durch einen erhöhten Flüssigkeitsverlust zustande (bei Abführmitteln über einen dünnen Stuhl, bei Entwässerungsmitteln über eine größere Menge an ausgeschiedenem Urin). Letztlich führt aber, wie beim Erbrechen, der Einsatz von Abführmitteln, Entwässerungsmitteln und Einläufen und auch der Einsatz von Appetitzüglern zu mehr und zu größeren Essanfällen. Abbildung 2 veranschaulicht den Zusammenhang von Essanfällen und Maßnahmen zur Entleerung der aufgenommenen Kalorien (purging):

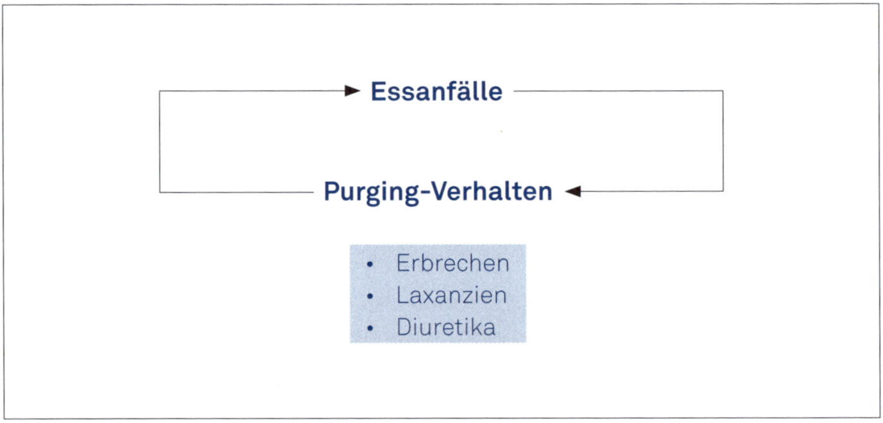

Abbildung 2: Der Zusammenhang von Essanfällen und unangemessenen kompensatorischen (gegensteuernden) Verhaltensweisen

Überbewertung von Figur und Gewicht für den Selbstwert. Personen mit Bulimie beschäftigen sich exzessiv mit ihrem Aussehen. Sie haben Angst, zu dick zu sein und aufgrund ihres Gewichts weniger wert zu sein als ihre Mitmenschen. Sie glauben, nur dann liebenswert und erfolgreich sein zu können, wenn sie dem gesellschaftlichen Schlankheitsideal entsprechen. Genau diese Annahmen über die Wichtigkeit von Figur und Gewicht für die eigene Beliebtheit und den eigenen Erfolg führt dazu, dass sie sich ausgeprägte Sorgen um ihr Aussehen machen, sich ständig wiegen und ihr Essverhalten sehr stark von ihrem Gewicht abhängig machen.

Bei vielen Betroffenen ist die Waage ein ständiger Begleiter, andere wiederum empfinden die Zahl auf der Waage als so bedrohlich, dass sie jegliches Wiegen vermeiden und panisch darüber grübeln, ob ein bestimmtes Essen nun zu einer Gewichtszunahme geführt hat oder nicht. Die Sorgen, die sich Personen mit Bulimie um ihr Aussehen machen, haben weitreichende Auswirkungen auf ihren Alltag. Zum einen befeuern sie ihr Diätverhalten (und damit indirekt die Aufrechterhaltung der Essanfälle). Zum anderen haben viele Betroffene Angst, ihren Körper zu zeigen, und vermeiden aufgrund dessen körperbezogene Freizeitaktivitäten mit ihren Freund*innen (z.B. Schwimmbad- und Saunabesuche). Viele schämen sich, wenn der*die Partner*in sie nackt sieht und vermeiden aufgrund dessen jegliche Intimität in ihrer Partnerschaft. In Extremfällen werden alle Spiegel aus der Wohnung verbannt, weil der Anblick des eigenen Körpers unerträglich ist.

Wenngleich für die meisten Menschen das Aussehen wichtig ist und viele sich mit ihrem Körper als unzufrieden beschreiben, hat die Einstellung gegenüber dem eigenen Körper bei Personen mit Bulimie einen ganz besonderen Stellenwert: Es ist fast das einzige und wichtigste, worüber sie sich definieren. Aus diesem Grund ist es von zentraler Bedeutung, dass ihr Körper dem gesellschaftlichen Schlankheitsideal voll und ganz entspricht, was dazu führt, dass sie ihr Essverhalten durch Diäten reglementieren und bei Verletzungen dieser Regeln Purging-Verhalten einsetzen. Damit wird ersichtlich, dass Sorgen um die Figur und das Gewicht sowohl Auslöser von Essanfällen, aber eben auch Folge von Essanfällen sind und wie in Abbildung 3 veranschaulicht für die Aufrechterhaltung der Bulimie zentral sind.

Stressoren. Generell ist an Tagen, an denen Personen mit Bulimie sich gestresst fühlen, die Wahrscheinlichkeit eines Ess-Brechanfalls höher als an Tagen mit niedrigerem Stresserleben und ausgeglichener Stimmung. Meist ist das Stresserleben unmittelbar vor dem Essanfall am höchsten. Typische Situationen sind Ereignisse, in denen die Betroffenen einen starken Leistungsdruck verspüren (z.B. Stress in der Arbeit), Bewertungssituationen ausgesetzt sind (z.B. eine anstehende mündliche Prüfung), oder soziale Stressoren durchleben

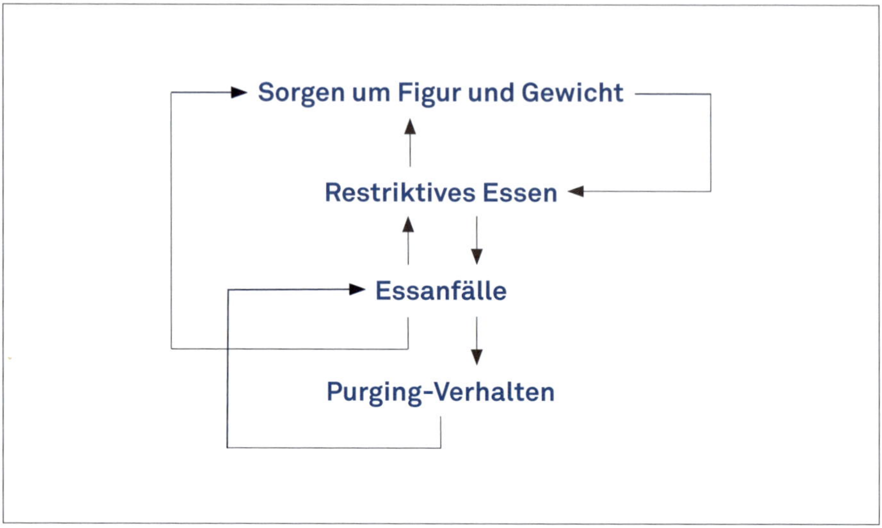

Abbildung 3: Der Zusammenhang von Sorgen um Figur und Gewicht und Ess-Brechanfällen

(z. B. ein Streit mit dem*der Partner*in). Aber auch tägliche Alltagsstressoren – „daily hassles" – , sei es, dass man den Bus versäumt hat oder vor der Arbeit noch etliches anderes zu erledigen hat, können, vermittelt über gering ausgeprägte Stressbewältigungsfertigkeiten, wie z. B. fehlende Kommunikationsfertigkeiten, geringe Problemlösekompetenzen oder unangemessene Strategien im Umgang mit Gefühlen, bei Personen mit Bulimie zu Ess-Brechanfällen führen. Stressoren sind damit per se noch kein hinreichender Grund für die Auslösung von Essanfällen; erst im Zusammenhang mit den fehlenden personalen Ressourcen (siehe unten) werden Stressoren zu Auslösebedingungen von Essanfällen.

Auf der anderen Seite ist es häufig der Fall, dass Ess-Brechanfälle selbst zu Stressoren werden, weil diese den Alltag der Betroffenen weitestgehend bestimmen und fast alle Lebensbereiche beeinträchtigen. So führen sie häufig aufgrund der damit verbundenen Geheimnistuerei zu Spannungen in der Familie oder der Partnerschaft. Aufgrund von Scham und Versagensgefühlen kommt es oftmals zu starken Minderwertigkeitsgefühlen, die verbunden mit depressiven Verstimmungen einen ausgeprägten sozialen Rückzug zur Folge haben. Manchmal entwickeln Personen mit Bulimie starke Ängste vor sozialen Kontakten, die mit Essen verbunden sind. Diese Stimmungseinbrüche können wiederum Ess-Brechanfälle auslösen.

Niedriger Selbstwert. Selbstwertprobleme sind bei Personen mit Bulimie weit verbreitet. Manche Betroffenen berichten, dass sie schon seit der frühen Kindheit unter Selbstwertproblemen leiden. Auf der anderen Seite zeigt sich bei genauso vielen Betroffenen, dass ein niedriger Selbstwert eine Folge der Erkrankung ist. Insbesondere hat sich gezeigt, dass Aussehen, Gewicht und Figur bei Personen mit Bulimie deutlich enger mit dem Selbstwert verknüpft sind, als dies bei Personen ohne Bulimie der Fall ist. Selbstwertprobleme, die z.B. in Folge zwischenmenschlicher Konflikte entstehen, führen bei Personen mit Bulimie häufig zu Ess-Brechanfällen. Oftmals wird jedoch auch berichtet, dass nach der ersten Erleichterung in Folge des Purging-Verhaltens starke Minderwertigkeitsgefühle auftreten, die wiederum Ess-Brechanfälle auslösen können.

Negative Gefühle und Schwierigkeiten im Umgang mit Gefühlen. Negative Gefühle wie Ärger, Angst, Trauer und Schuld gehören neben Diäten zu den häufigsten Auslösern von Ess-Brechanfällen. Paradoxerweise jedoch verbessern sich die Gefühle in der Regel nicht wirklich, zumindest nicht nachhaltig. Es kann sein, dass bestimmte, vor dem Essanfall bestehende Emotionen zunächst durch den Essanfall oder das Purging-Verhalten abgemildert werden, auf der anderen Seite kommen eine Reihe anderer negativer Gefühle wie Schuld, Scham und Ekel in Folge der Ess-Brechanfälle hinzu. Insgesamt also verbessert sich die Stimmungslage nicht. Eher scheint es so zu sein, dass durch Ess-Brechanfälle ein bestimmtes unangenehmes Gefühl, das vor dem Essanfall vorliegt (z.B. Anspannung, Ärger), gegen ein zumindest kurzfristig weniger unangenehmes Gefühl eingetauscht wird. Auch das Purging-Verhalten bringt zunächst für die meisten Betroffenen eine Erleichterung aufgrund einer vermeintlichen Gewichtskontrolle mit sich, schon kurze Zeit später jedoch vermehren sich wieder die unangenehmen Gefühle, die dann wiederum den nächsten Ess-Brechanfall anbahnen können.

Gerade weil eine Reduktion der negativen Stimmungslage gleich zu Beginn einer Bulimie Behandlung den Verlauf der Bulimie ganz entscheidend und positiv beeinflusst, haben zahlreiche Studien die Mechanismen untersucht, warum negative Gefühle den Ess-Brech-Zyklus anstoßen. Die Befunde zeigen, dass Personen mit Bulimie ihre Gefühle überwiegend durch Ess-Brechanfälle regulieren und kaum andere Strategien im Umgang mit belastenden Gefühlen (z. B. als Stimmungsaufheller) einsetzen. Anders ausgedrückt mangelt es ihnen häufig an Fertigkeiten, um mit belastenden Gefühlen umzugehen. Das liegt zum einen daran, dass Personen mit Bulimie vermehrt von Schwierigkeiten in der Wahrnehmung und Benennung von Gefühlen berichten. Dies führt dazu, dass die Betroffenen erst dann auf ihre Gefühle reagieren, wenn diese eine hohe Intensität haben. Intensive Gefühle sind aber schwerer zu regulieren als weniger intensive. Auf der anderen Seite berichten Betroffene, ihre Gefühle häufiger zu unterdrücken. Auch dies führt wiederum dazu, dass die Belastung durch die jeweiligen Gefühle zunimmt. Im Unterschied zu Personen ohne Bulimie grübeln Personen mit Bulimie häufiger und länger über Dinge, durch die sie sich belastet fühlen.

Eine Zusammenfassung von Faktoren, die neben restriktivem Essen und Figur- und Gewichtssorgen für die Aufrechterhaltung der Bulimie eine Schlüsselrolle spielen, finden Sie in Abbildung 4.

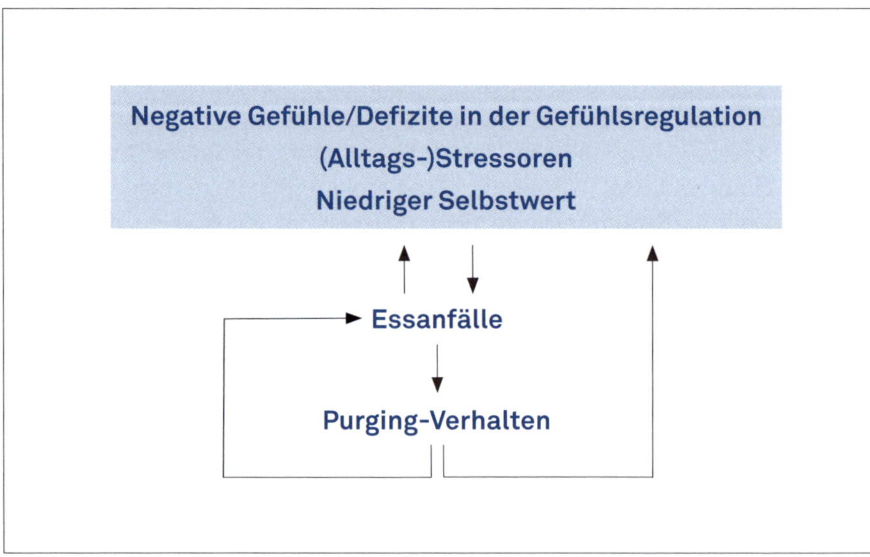

Abbildung 4: Andere relevante auslösende und aufrechterhaltende Faktoren von Ess-Brechanfällen

2.3 Warum? – Erforschung von Ursachen, Auslösern und Aufrechterhaltung der Bulimia nervosa

Wissenschaftler*innen sowie Kliniker*innen stimmen darin überein, dass die Entstehung und Aufrechterhaltung der Bulimie von vielen Faktoren abhängen. Sowohl durch retrospektive Berichte von Betroffenen, aber auch durch prospektive Längsschnittstudien konnten Bedingungen erfasst werden, die die Wahrscheinlichkeit für eine Bulimie erhöhen. Relevant bei all den Forschungsbefunden ist jedoch, dass die Bulimie nicht monokausal erklärt werden kann, es also nicht den einen Faktor gibt, der mit Sicherheit zu einer Bulimie führen wird. Gerade mit Blick auf die Prävention der Bulimie ist wichtig, dass einer erhöhten Vulnerabilität (Verletzbarkeit) immer auch eine Reihe von schützenden Faktoren (Resilienzfaktoren) gegenüberstehen. Psychische Erkrankungen wie die Bulimie entstehen also bei einer bedeutsamen Dysbalance (Ungleichgewicht) zwischen Risiko- und Schutzfaktoren. So hat ein Mädchen mit Übergewicht aufgrund ihres Geschlechts und ihres Gewichts rein statistisch betrachtet ein höheres Risiko für die Entwicklung einer Bulimie. Wenn sie allerdings in einer Familie aufwächst, die ein sehr gesundes Verhältnis zum Thema Essen hat, den Selbstwert dieses Mädchens positiv fördert und selbst nicht dem gesellschaftlichen Schlankheitsideal nacheifert, hat sie vermutlich ein geringeres Risiko, eine Bulimie zu entwickeln, als ein normalgewichtiges Mädchen, das in einem sehr leistungsorientierten Umfeld und in einer Familie aufwächst, die zur eigenen Gewichtskontrolle immer wieder Diäten einsetzt.

Die Frage, die Sie sich vielleicht stellen ist, warum bei so viel Unsicherheit die Forschung nach den Ursachen der Bulimie überhaupt von Relevanz ist. Neben dem Aspekt der Prävention ist hier ausschlaggebend, dass sich Personen mit Bulimie natürlich die Frage stellen, *warum* sie erkrankt sind. Eine genaue individuelle Analyse potenzieller Risikofaktoren ist daher für das Verständnis der eigenen Erkrankung, und damit auch mit Blick auf das Verständnis, das die Betroffenen sich selbst gegenüber aufbringen, sehr wichtig, insbesondere, weil sich Betroffene oftmals selbst die „Schuld“ für ihre Erkrankung geben. Ein besseres Verständnis über das „Warum“ einer Erkrankung hilft den Betroffenen in der Regel, sich selbst besser anzunehmen, was ein erster wichtiger Schritt zur Veränderung bedeutet. Darüber hinaus kann dieses Verständnis Personen mit Bulimie dazu bewegen, problematische und verletzende

Erfahrungen aus der Vergangenheit zu bewältigen, daraus resultierende Einstellungen (z.B. das „Alles oder Nichts"-Denken") zu hinterfragen und zu verändern und neue Verhaltensweisen zu erproben. Des Weiteren kann in Kenntnis des Bedingungsgefüges der Bulimie (lebensgeschichtlich weiter zurückliegende sowie aktuell wirksame Faktoren) eine auf die individuellen Problemkonstellationen zugeschnittene, maßgeschneiderte Psychotherapie angeboten werden, die als „Königsweg" der Psychotherapie mit den besten Erfolgsaussichten einhergeht.

Der zweite wichtige Schritt zur Veränderung ist eine genaue Erfassung der unmittelbaren Auslöser und aufrechterhaltenden Bedingungen der Ess-Brechanfälle. Kapitel 2.2 fasst die relevantesten Einflüsse zusammen. Selbstverständlich müssen nicht alle Bedingungen gleichzeitig vorliegen. In der Regel jedoch sind die aufgeführten Bedingungen – wenn auch in unterschiedlicher Ausprägung und Kombination – bei den meisten Personen mit Bulimie wichtige Faktoren, die Ess-Brechanfälle auslösen und zur Aufrechterhaltung der Bulimie beitragen.

Während frühe Entwicklungseinflüsse der Bulimie (also das, was Betroffene für die Krankheitsentstehung anfällig gemacht hat) in der Regel nicht veränderbar sind, setzt die Behandlung der Bulimie zunächst in der Regel an den auslösenden und aufrechterhaltenden Faktoren an. Dies hilft den Betroffenen, Kontrolle über ihre Ess-Brechanfälle zu erlangen, indem das „entgleiste" Essverhalten hin zu einem normalen Essverhalten gelenkt wird und neues Denken und Verhalten über Figur- und Gewichtssorgen und anderen Alltagsproblemen gefördert wird.

In den letzten Jahren hat man viel über die Behandlung der Bulimie dazugelernt. So ist es unabhängig von der Behandlungsform Konsens, dass ein Vorgehen, das direkt an den Kernsymptomen der Bulimie ansetzt, für die Überwindung der Bulimie ganz zentral ist. Dem voraus geht der entscheidende *Wunsch* nach einer Veränderung. Das Lesen eines Ratgebers ist hierfür sicherlich ein erster guter Schritt! Ein zweiter wichtiger Baustein der Bulimiebewältigung setzt die *Bereitschaft* zur Veränderung voraus. Ausreichende Kenntnis über die Behandlungsmöglichkeiten der Bulimie ist hierfür wesentlich.

3 Welche Behandlungsmöglichkeiten gibt es?

Trotz des nach wie vor lückenhaften Wissens zu den Ursachen der Bulimie gibt es Behandlungsmöglichkeiten, deren Wirksamkeit durch wissenschaftliche Arbeiten belegt wurden. Diese teilen sich in drei Gruppen ein:

- Psychotherapien
- geleitete Selbsthilfeprogramme
- Pharmakotherapien

Daneben gibt es eine Reihe alternativer Maßnahmen (z. B. Bewegungs- und Sportprogramme, ernährungsbezogene, psychoedukative und Stressbewältigungsangebote, Hypnotherapie, u. a.), deren Wirksamkeit jedoch nur unzureichend bzw. gar nicht belegt ist.

Behandlungssetting. Die Mehrheit der Personen mit Bulimie kann ambulant behandelt werden. Dies bietet den Vorteil, dass eine Normalisierung des Essverhaltens unter „natürlichen" Bedingungen erfolgen kann und so gezielte Auslöser von Ess-Brechanfällen oftmals einfacher zu identifizieren sind. Im stationären Setting ist der Zugang zu großen Nahrungsmengen für einen Essanfall begrenzt, die Mahlzeitenstruktur ist vorgegeben und die Betroffenen sind von Stressfaktoren, die im Alltag Ess-Brechanfälle auslösen, weitestgehend geschützt. Dadurch kommt es oftmals automatisch zu einer Reduktion der Ess-Brechanfälle, die jedoch – wenn bestimmte Fertigkeiten nicht gelernt werden – nach dem stationären Aufenthalt wieder auftreten. Das Erlernen spezifischer Fertigkeiten ist oftmals einfacher, wenn entsprechende konkrete Situationen zum Lernen verfügbar sind. Dies ist im Alltag des Betroffenen am einfachsten. Nichtsdestotrotz gibt es eine Reihe von Bedingungen, die eine stationäre Behandlung der Bulimie erforderlich machen (vgl. Kasten).

Indikationen für eine stationäre Behandlung

- Schwere Depression, die ein regelmäßiges Aufsuchen der ambulanten Therapie verhindert
- Selbstmordgedanken
- Therapieverhindernde Umstände im unmittelbaren Umfeld (z. B. extreme Partnerschaftskonflikte)

- Schwere körperliche Begleiterscheinungen in Folge der Bulimie
- Erfolglose ambulante Vorbehandlungen
- Häufiges Erbrechen auch normaler Essensmengen
- Starker Gewichtsverlust

3.1 Psychotherapien

Erfolgversprechende und wirksame Psychotherapien setzen zur Behandlung der Bulimie an den psychologischen und psychosozialen Ursachen, am Aufbau einer geregelten und ausgewogenen Mahlzeitenstruktur, an einer positiveren Einstellung zum eigenen Körper, an Stressbewältigungsstrategien, Belastungsfaktoren, Verhaltenslücken (z. B. sozialen Kompetenzdefiziten) und am negativen Denken an. Ziel ist es, Kontrolle über die Ess-Brechanfälle zu bekommen und langfristig ein normales Essverhalten beizubehalten.

Jede wissenschaftlich fundierte Psychotherapie informiert die Betroffenen über die Erkrankung, deren Symptomatik, Verlauf und Entstehung (vgl. die bisherigen Kapitel dieses Ratgebers). Darüber hinaus lernen Betroffene die individuellen Risikofaktoren, Auslöser, persönlichen Umstände, sowie Frühwarnzeichen (z. B. Diätgedanken, Einsparungen beim Essen) und Rückfallrisiken für das pathologische Essverhalten zu erkennen und diese besser zu kontrollieren. Kontrolle impliziert dabei, dass die Betroffenen einerseits ein besseres Verständnis über die Bedingungen erwerben, die zu ihrer Erkrankung geführt haben und Ess-Brechanfälle auslösen und aufrechterhalten. Kontrolle impliziert jedoch auch, dass die Betroffenen neue Einstellungen zum Essen und zu ihrem Körper erwerben sowie neues Verhalten lernen, ausprobieren, üben und festigen. Dabei lernen die Betroffenen langfristig eventuelle Risiken für einen Rückfall frühzeitig zu erkennen und sich auch ohne professionelle Unterstützung selbst zu helfen.

Zur Behandlung der Bulimie haben sich vier Formen der Psychotherapie bewährt, wenngleich bei all diesen Formen der wissenschaftliche Erkenntnisstand noch längst nicht befriedigend ist:

- Kognitive Verhaltenstherapie,
- Interpersonelle Psychotherapie,

- Psychodynamische Therapie (Tiefenpsychologisch-fundierte Psychotherapie und Psychoanalyse),
- Familienbasierte Ansätze bei Kindern und Jugendlichen mit Bulimie.

Kognitive Verhaltenstherapie. Die Kognitive Verhaltenstherapie ist die am besten wissenschaftlich evaluierte Psychotherapieform zur Behandlung der Bulimie. Sie ist nachgewiesenermaßen für viele Betroffene wirksam und wird auch von den meisten Betroffenen angemessen akzeptiert. Sie ist eine aktive, problemorientierte und sehr strukturierte Therapieform, die sehr nahe und sehr konkret an den Alltagsproblemen der Betroffenen und an der Gegenwart orientiert arbeitet. Das kognitive Vorgehen dieses Ansatzes adressiert die kognitiven Aspekte, die der Bulimie zugrunde liegen (z.B. die andauernde gedankliche Beschäftigung mit den Themen Essen und Gewicht, die hohen Selbstansprüche, das „Alles oder Nichts"-Denken, der geringe Selbstwert), während durch den verhaltensbezogenen Ansatz die Betroffenen durch Übungen, Materialien und Hausaufgaben lernen, sich wieder ausgewogen zu ernähren und schwierige, das problematische Essverhalten aber auch andere die Bulimie aufrechterhaltenden Bedingungen (z.B. Partnerschaftskonflikte, die immer wieder zu Ess-Brechanfällen führen; die Vermeidung des Anblicks des eigenen Körpers) geschickter zu bewältigen. Selbstverständlich erfolgen die angestrebten Verhaltensänderungen und Veränderungen in den typischen „bulimischen Denkweisen" indem den Ansichten und Ängsten der Betroffenen viel Raum gegeben wird. Ein starker Fokus der Kognitiven Verhaltenstherapie liegt jedoch darin, die Betroffenen zu neuem Handeln und neuem Denken durch Übungen und neue Erfahrungen zu motivieren und zu bewegen.

Um dies zu erreichen, nutzt die Kognitive Verhaltenstherapie eine gezielte Abfolge unterschiedlicher Phasen. Diese sind typischerweise:

- *Phase 1:* Aufbau einer therapeutischen Beziehung, Erfassung der aktuellen Esssymptomatik (Häufigkeit von Ess-Brechanfällen, Ausprägung der Figur- und Gewichtssorgen, Diätregeln u.v.m.), Erfassung prägender Erfahrungen im Hinblick auf relevante Risikofaktoren der Bulimie, Information und Erklärung der Bulimie, Erfassung zentraler Problembereiche (Partnerschaftskonflikte, körperliche Begleiterscheinungen, Probleme in der Ausbildung, Stimmung u.v.m.), Herstellung einer Veränderungsbereitschaft durch eine gemeinsame Analyse der Vor- und Nachteile der Bulimie, Vermittlung des therapeutischen Modells sowie der Struktur und der Elemente der Behandlung mit Blick auf die Therapieziele. Vorbereitung auf die nächste Phase.

- *Phase 2:* Normalisierung des Essverhaltens durch Erstellung von Mahlzeitenplänen zur Wiedererlangung eines natürlichen Hunger- und Sättigungsgefühls, gemeinsame Einnahme von Mahlzeiten zum Angstabbau (insbesondere von verbotenen Nahrungsmitteln), Situations- und Problemanalysen auf der Basis von Selbstbeobachtungen anhand von Ernährungsprotokollen, gemeinsame Identifikation des Zusammenhangs von Auslösern, problematischen Gedanken, Gefühlen und problematischen Verhaltensweisen in Bezug auf Ess-Brechanfälle und anderes problematisches Essverhalten (restriktives Essen, Fasten, Diäten, exzessive Bewegung etc.) sowie deren Veränderung. Erprobung des neuen Essverhaltens sowie neuer Verhaltensweisen (z. B. wöchentliches, anstatt tägliches Wiegen, Verzehr bisher vermiedener Lebensmittel) u. a. durch die Anwendung neu erworbener Einstellungen.
- *Phase 3:* Identifikation und Veränderung problematischer Denk- und Verhaltensweisen in Bezug auf Figur und Gewicht (z. B. ständige gedankliche Beschäftigung damit) anhand spezieller Protokolle, Abbau des körperbezogenen Vermeidungsverhaltens (z. B. Unfähigkeit, sich im Spiegel zu betrachten, Vermeidung von Schwimmbadbesuchen, Vermeidung figurbetonter Kleidung), Abbau von körperbezogenem Kontrollverhalten (z. B. ständiges Wiegen, Abmessen des Hüftumfangs). Hierfür werden kognitive Techniken eingesetzt, die den Betroffenen ermöglichen, typische Denkfehler (z. B. „Nur, wenn ich schlank bin, bin ich liebenswert"; „Wenn ich jetzt eine Kugel Eis esse, wiege ich morgen 2 Kilo mehr") zu identifizieren und anhand spezieller Methoden der Gesprächsführung zu hinterfragen und nach deren Realitätsgehalt zu überprüfen. Um die Angst vor dem eigenen Aussehen zu reduzieren, werden unter therapeutischer Anleitung Spiegelkonfrontationsübungen durchgeführt, die es den Betroffenen ermöglichen, zu einer realistischen Einschätzung und einer besseren Akzeptanz ihres Körpers zu gelangen.
- *Phase 4:* Identifikation von anderen Auslösern von Ess-Brechanfällen (insbesondere stressbedingte Auslöser), Aufbau von neuen Fertigkeiten zum Umgang mit problematischen Stressreaktionen (z. B. Problemlösefertigkeiten, soziales Kompetenztraining, Entspannungsübungen, Training der Emotionsregulation) durch Rollenspiele, Übungen und Einbezug relevanter Bezugspersonen. Erprobung dieser neuen Verhaltensweisen in Risiko-

situationen (z. B. Konfrontation mit hochkalorischen Nahrungsmitteln und zeitgleicher Unterbindung eines Ess-Brechanfalls unter provozierter negativer Stimmung).
- *Phase 5:* Bilanzierung der erreichten und noch zu erreichenden Ziele, Sicherung und Stabilisierung des Gelernten, Vorbereitung auf mögliche Rückfälle, Erkennen von Frühwarnzeichen problematischen Essverhaltens (z. B. Durchführung getarnter Diäten, häufigeres Wiegen), Erstellen von Notfallplänen, Beendigung der Therapie.

Der zeitliche Rahmen einer Kognitiven Verhaltenstherapie wird an die Schwere der Symptomatik angepasst und erstreckt sich in der Regel zwischen 20 und 60 Sitzungen über einen Zeitraum von fünf Monaten bis eineinhalb Jahren. In aller Regel findet die Therapie im Einzelsetting statt, einzelne Elemente (z. B. das Besprechen der Esstagebücher, das soziale Kompetenztraining) können in Gruppen stattfinden. Fachleute und Wissenschaftler*innen empfehlen behandlungssuchenden Personen mit Bulimie, diese Therapieform als erstes zu erproben, weil sie bislang anderen Psychotherapieformen überlegen ist bzw. es deutlich mehr Befunde zu ihrer Wirksamkeit und Nachhaltigkeit gibt.

Interpersonelle Psychotherapie. Die Interpersonelle Psychotherapie wurde ursprünglich für die Behandlung der Depression entwickelt und später für die Bulimie-Behandlung adaptiert. Zwischenmenschliche Schwierigkeiten sind bei Personen mit Bulimie weit verbreitet und stellen wesentliche Bedingungen für die Aufrechterhaltung von Ess-Brechanfällen dar. Genau an dieser Stelle setzt die Interpersonelle Psychotherapie an. Sie wird üblicherweise im Einzelsetting durchgeführt und stellt zwei Ziele in den Mittelpunkt:
- Vermittlung von Informationen zur Erkrankung und eines Erklärungsmodells zur Entstehung, zum Verlauf und zur Aufrechterhaltung der Bulimie.
- Bearbeitung und Veränderung aktueller interpersoneller Probleme sowie Vermittlung von Strategien zur Bewältigung zukünftiger interpersoneller Probleme.

Ähnlich der Kognitiven Verhaltenstherapie ist das Vorgehen bei der Interpersonellen Psychotherapie sehr konkret, strukturiert, direkt, problemorientiert und vorwiegend auf das Hier und Jetzt fokussiert. Um die mit den Patient*innen formulierten Ziele zu erreichen, nutzt die Interpersonelle Psychotherapie drei Phasen:

- *Phase 1:* Detaillierte Erfassung und Analyse des interpersonellen Kontexts innerhalb dessen es zur Entstehung und Aufrechterhaltung der Bulimie kam; Ableitung derzeitiger, für die Bulimie relevanter zwischenmenschlicher Konfliktbereiche.
- *Phase 2:* Bearbeitung der identifizierten zentralen Konfliktbereiche anhand einer genauen Analyse der damit einhergehenden Gefühle und Gedanken, Aufbau neuer Handlungsmöglichkeiten und Aufbau von Akzeptanz bei unveränderbaren Situationen (z.B. unter Nutzung von Rollenspielen und Hausaufgaben). Zu den interpersonellen Konflikten gehört auch die Bearbeitung von Verlusten und unbewältigten Ereignissen.
- *Phase 3:* Bilanzierung der erreichten Veränderungen, Exploration von Bewältigungsmöglichkeiten für künftige interpersonelle Konflikte, Herausstellen der erworbenen neuen Kompetenzen, Vorbereitung auf die Zeit nach der Therapie, Beendigung der Therapie.

Im Unterschied zur Kognitiven Verhaltenstherapie stehen Essverhalten bzw. Einstellungen zu Figur und Gewicht in der Interpersonellen Psychotherapie nicht im Fokus. So zum Beispiel werden keine Protokolle zur Dokumentation des Essverhaltens eingesetzt. Insgesamt gibt es robuste Hinweise für die Wirksamkeit der Interpersonellen Psychotherapie, allerdings führt sie im Vergleich zur Kognitiven Verhaltenstherapie weniger schnell zum Therapieerfolg. Sie ist demnach eine Psychotherapieform, die als Alternative zur Kognitiven Verhaltenstherapie angeboten werden kann, wenn diese im Umfeld der Betroffenen nicht verfügbar ist. Auf der anderen Seite ist die Interpersonelle Psychotherapie in Deutschland kein Richtlinienverfahren, sodass keine Kostenübernahme durch die Krankenkasse erfolgt.

Psychodynamische Therapie. Die Psychodynamische Therapie ist in der wissenschaftlichen Überprüfung ihrer Wirksamkeit deutlich unterrepräsentiert. Ihr Fokus liegt in einer Verbesserung der Toleranz für belastende Gefühle sowie in der Förderung der Einsicht der Funktionalität der Symptome (z.B. kann es nach einem Streit mit dem Partner für eine Person mit Bulimie kurzfristig leichter sein, mit einem Essanfall zu reagieren als die eigenen Wünsche in einem erneuten Konfliktgespräch anzubringen). Psychodynamische Theorien gehen von der Annahme aus, dass Ess-Brechanfälle Folge innerer, in der Vergangenheit liegender Konflikte und Verdrängungen liegen, die in der aktuellen bulimischen Symptomatik zum Ausdruck gebracht werden. Somit werden Ess-Brechanfälle als Ausdruck von im Lebensverlauf nicht bewältigten Verletzungen gesehen. Des Weiteren wird angenommen, dass Betroffenen diese unbewältigten Konflikte nicht bewusst sind und diese deswegen auch nicht regulieren können. Daraus folgt, dass die psychodynamische Behandlung den lebensgeschichtlichen Hintergrund, frühere Ziele, Wünsche, Verluste, Erfolge und Misserfolge genau analysiert und frühere Verletzungen der Betroffenen bearbeitet. Dadurch fördert die psychodynamische Behandlung die Fähigkeit der Betroffenen, über ihr inneres Erleben zu reflektieren, dieses zu tolerieren und ein besseres Verständnis über Bedingungen, die Ess-Brechanfälle auslösen, zu fördern.

Im Unterschied zur Kognitiven Verhaltenstherapie und der Interpersonellen Psychotherapie ist das Vorgehen psychodynamischer Ansätze weniger direktiv. Die bulimischen Symptome werden nicht in jeder therapeutischen Sitzung thematisiert, allerdings werden durch die therapeutischen Gespräche mögliche Verbindungen zwischen dem Essverhalten und den emotionalen Zuständen für die Patientinnen bzw. die Patienten sichtbar gemacht. Gerade bei letzterem zeigen sich große Überlappungen mit der Kognitiven Verhaltenstherapie und der Interpersonellen Psychotherapie.

Aufgrund der geringen Studienanzahl mit dazu geringen Stichproben ist die Wirksamkeit dieser Therapieform nur schwer zu beurteilen. Insbesondere psychodynamische Ansätze, die nur wenig an den Symptomen der Bulimie ansetzen (z. B. die Psychoanalyse) haben sich als deutlich weniger wirksam gezeigt, und dies trotz einer deutlich höheren Sitzungsanzahl und insgesamt höheren Therapiedauer. Bei einem symptomorientierteren und strukturierteren Vorgehen (z. B. im Rahmen einer Tiefenpsychologisch fundierten Psychotherapie) gibt es erste Hinweise für eine mit der Kognitiven Verhaltenstherapie vergleichbaren Wirksamkeit. Eine Psychodynamische Therapie sollte daher von Personen mit Bulimie erst dann in Anspruch genommen werden, wenn eine Kognitive Verhaltenstherapie nicht verfügbar ist.

Familienbasierte Ansätze. Familienbasierte Ansätze sind bislang ausschließlich bei Jugendlichen mit Bulimie zum Einsatz gekommen. Häufig beinhalten sie kognitiv-verhaltenstherapeutische Elemente mit dem Unterschied, dass sie einen stärkeren Fokus auf den Einbezug der Familie legen. Da Ess-Brechanfälle häufig zu Konflikten in der Familie führen, werden den Eltern Strategien vermittelt, die zu weniger Konflikten im Umgang mit den bulimischen Symptomen führen sollen. Eltern empfinden häufig starke Schuldgefühle in Bezug auf die Bulimie ihres Kindes. Familienbasierte Ansätze sind sehr „unparteiisch" mit Blick auf die Ursache der Bulimie des Kindes. Die Annahme ist, dass die Bulimie die adoleszente Entwicklung des Kindes stört. Damit einhergehend zielen familienbasierte Ansätze darauf ab, durch die Aktivierung familiärer Ressourcen eine gesunde Entwicklung des Kindes zu fördern.

Die Behandlung erfolgt in drei Phasen:

- *Phase 1:* Aktive Anleitung und Stärkung der Eltern, Essanfälle, Purging-Verhalten, restriktives Essverhalten und pathologisches Gewichtskontrollverhalten des Kindes zu unterbrechen. Förderung einer Externalisierung (z. B. „Mein Kind ist nicht die Essstörung, sondern die Essstörung drängt mein Kind zu pathologischem Essverhalten") und Trennung von problematischem Essverhalten und Kind zur Verbesserung der Eltern-Kind-Beziehung, um Widerstände vonseiten des Kindes zu reduzieren. Durch diese Maßnahmen wird die Inanspruchnahme der elterlichen Hilfe beim Kind gefördert. Kommt es zur Beendigung der Ess-Brechanfälle (Abstinenz), wird Phase zwei eingeleitet.
- *Phase 2:* Übergabe der Kontrolle über das Essen an das Kind.
- *Phase 3:* Bewältigung der Folgen der Bulimie auf die Entwicklung des Kindes, Aufbau von elterlichen Unterstützungsmöglichkeiten zur Förderung einer gesunden adoleszenten Entwicklung.

Erste Befunde sprechen für die Wirksamkeit familienbasierter Ansätze bei Adoleszenten mit Bulimie. Diese Befunde konnten auch zeigen, dass die Verbesserungen nachhaltig sind. Familienbasierte Ansätze stellen damit eine Möglichkeit der Behandlung von Adoleszenten mit Bulimie dar, wenn keine Kognitive Verhaltenstherapie verfügbar ist. Unabhängig von der Psychotherapieform sollte eine Behandlung dem individuellen Entwicklungsstand des Kindes angepasst sein. In manchen Fällen wird eine stärkere Einbindung der Eltern äußerst wichtig sein. In anderen Fällen kann es aber auch notwendig sein, die Autonomie des Kindes und damit eine stärkere Abnabelung von den Eltern zu fördern.

Geleitete Selbsthilfeprogramme. Gerade weil die Wartezeiten auf einen Psychotherapieplatz oftmals lang sind, hat die Wissenschaft in den letzten Jahren die Wirksamkeit von geleiteten Selbsthilfeprogrammen untersucht. Solche Programme stehen mittlerweile in Online- und Offline-Versionen, in Apps oder Computerprogrammen zur Verfügung. Hervorzuheben ist jedoch, dass die meisten Programme, die wissenschaftlich überprüft und als wirksam erachtet wurden, *therapeutisch angeleitet* wurden. Unklar ist auch, welche Personen mit Bulimie am ehesten von einem solchen Ansatz profitieren. Insbesondere zur Überbrückung der oft längeren Wartezeit auf einen Therapieplatz oder schlichtweg, weil in der näheren Umgebung keine empfehlenswerte Behandlungsmethode zur Verfügung steht, können solche Selbsthilfeprogramme jedoch sinnvoll sein.

Die Mehrzahl dieser Programme basiert auf kognitiv-verhaltenstherapeutischen Grundlagen. Damit geht einher, dass die Betroffenen zunächst über die Erkrankung informiert werden. Anhand von konkreten Übungen wird eine Veränderungsbereitschaft aufgebaut. Schritt für Schritt wird ein regelmäßiges Essverhalten aufgebaut, strenge Diätregeln werden kritisch hinterfragt, Ess-Brechanfälle durch Alternativen ersetzt. Zu betonen ist, dass es zwar erste wissenschaftliche Belege für die Wirksamkeit therapeutisch geleiteter Selbsthilfe auf Basis kognitiv-verhaltenstherapeutischer Elemente gibt, solche Programme jedoch noch nicht von den Krankenkassen bezahlt werden.

3.2 Medikamentöse Behandlung

Für die medikamentöse Behandlung der Bulimie wurden eine Reihe unterschiedlicher Medikamente in kontrollierten Studien erprobt, darunter verschiedene Antidepressiva, Antiepileptika, Tryptophan, Appetitzügler, Lithium, Antiemetika und Opiatantagonisten. Mit Ausnahme der Gruppe der Antidepressiva ist die Wirksamkeit jedoch aufgrund der geringen Studien- und Stichprobenanzahl, sowie der fehlenden Studien zu den langfristig positiven Effekten dieser Substanzen nicht ausreichend belegt.

Antidepressiva reduzieren nachweislich Essanfälle und Purging-Verhalten sowie die häufig eine Bulimie begleitenden depressiven Symptome. Im Bereich der Bulimie gehören selektive Serotonin-Wiederaufnahmehemmer zu den am besten untersuchten Antidepressiva. Eine erste Wirkung tritt oftmals bereits nach der ersten Woche ein, allerdings sollte ein Behandlungsversuch eine Mindestdauer von vier Wochen haben. Zeigen sich innerhalb von vier Wochen erste Erfolge, sollte die Behandlung fortgesetzt werden. Zu beachten ist jedoch, dass selektive Serotonin-Wiederaufnahmehemmer (z.B. Fluoxetin) restriktives Essverhalten fördern, was wiederum einer der stärksten Auslöser für Essanfälle darstellt. Im Falle eines vermehrten restriktiven Essverhaltens im Zuge der Medikation ist eine Fortsetzung der pharmakologischen Behandlung sogar kontraindiziert, da der Aufbau eines geregelten Essverhaltens mit ausreichenden Mengen ein wesentliches Therapieziel der Bulimie Behandlung darstellt.

Die Abbruchraten bei einer pharmakologischen Therapie der Bulimie sind hoch. Dies liegt daran, dass in Folge der Behandlung oftmals eine Reihe unangenehmer Nebenwirkungen auftreten, darunter Libidoverlust, Schlafstörungen, Übelkeit und Asthenie (Schwächegefühl). Auch ist unklar, inwiefern sich das Essverhalten zwischen den Ess-Brechanfällen durch eine Behandlung mittels Antidepressiva normalisiert, da insbesondere strenge Diätregeln, getarnte Diäten und das Festhalten an verbotenen Nahrungsmittel langfristig einen Rückfall in die Bulimie wahrscheinlich machen, die Gabe von Antidepressiva jedoch hauptsächlich einen Effekt auf Ess-Brechanfälle haben. In der Wissenschaft und unter Fachleuten herrscht daher Konsens, dass aufgrund der sehr spärlichen Befunde zur Nachhaltigkeit eine pharmakologische Behandlung der Bulimie nicht als alleinige Behandlung, sondern nur in Kombination mit einer Psychotherapie erfolgen soll. In Deutschland ist hierfür ausschließlich eine die Psychotherapie begleitende Behandlung mittels des Antidepressivum Fluoxetin zugelassen. In der Regel haben sich höhere Fluoxetin-Dosen von 60 mg/Tag als wirksamer erwiesen als die für die Behandlung von Depression empfohlene Dosis von 20 mg/Tag.

4 Schritte erfolgreicher Selbsthilfe

Die Bulimie kann mittlerweile erfolgreich behandelt werden. Dabei können Personen vorbeugend handeln (sprich, handeln, wenn erste Anzeichen einer Bulimie auftreten), Selbsthilfe, aber auch professionelle Hilfe in Anspruch nehmen. Mit Blick auf die Selbsthilfe gibt es einige Schritte, die Sie berücksichtigen sollten:

Schritte erfolgreicher Selbsthilfe

Schritt 1: Gibt es bei mir überhaupt ein Problem?

Sehr viele Menschen, insbesondere Frauen, halten in ihrem Leben eine Diät oder mehrere Diäten. Sie haben beim Naschen oft ein schlechtes Gewissen, weil sie eigentlich gerne dünner wären. Insgesamt kommen sie im Leben aber ganz gut zurecht. Ist bei Ihnen aber das Thema Essen ständig im Kopf, essen Sie nur noch nach strikten Regeln, ohne dabei Ihr Hungergefühl zu beachten, verlieren Sie die Kontrolle über Ihr Essverhalten und wenden Sie hinterher unangemessene Methoden an, um die Kalorien wieder loszuwerden? Dann lohnt sich eine genaue und ehrliche Selbstbeurteilung, eine eingehende Diagnostik und schonungslose Bewertung Ihrer Situation.

Schritt 2: Warum sollte ich etwas ändern?

Veränderungen erfordern Mut. Darüber hinaus sind Veränderungen, insbesondere, wenn sie uns Angst machen, anstrengend. Aus diesem Grund sollten Sie sich fragen, warum Sie überhaupt etwas ändern sollten. Fragen Sie sich, was sich in Ihrem Alltag verbessert, wenn Sie keine Ess-Brechanfälle mehr haben: Sind Sie mit sich zufriedener? Verbessert sich Ihre körperliche Gesundheit? Verbessert sich Ihre Lebensqualität? Welche Beziehungen verbessern sich? Welchen Aktivitäten können Sie wieder entspannter nachgehen? Wird sich Ihre Stimmung verbessern? Was wird es mit Ihrem Selbstbild tun, wenn Sie Ihre Ess-Brechanfälle überwunden haben? Werden Sie entspannter mit sich und anderen sein? Werden Sie wieder mehr Platz für andere Interessen haben?

Natürlich sollten Sie sich auch fragen, welche Nachteile ein Beenden der Ess-Brechanfälle mit sich bringt. Die größte Angst ist meist eine unkontrollierte Gewichtszunahme. Sollte Ihr Gewicht derzeit aufgrund Ihrer strikten Diät unter

Ihrem natürlichen Gewicht liegen, kann es sein, dass Sie etwas zunehmen. Sicher ist, dass Sie Ihre Ess-Brechanfälle nicht überwinden werden, wenn Sie weiterhin Diät halten. Wenn Ihr Gewicht gerade über Ihrem natürlichen Gewicht liegt, kann es sogar sein, dass Sie etwas abnehmen. In aller Regel jedoch wird das Beenden der Ess-Brechanfälle wenig oder gar keine Gewichtsveränderungen mit sich bringen. Fragen Sie sich einfach, was Sie zu verlieren haben, wenn Sie sich zunächst auf die Überwindung Ihrer Ess-Brechanfälle konzentrieren und dabei eventuelle Veränderungen Ihres Gewichts akzeptieren. Zurück in die Bulimie können Sie immer noch!

Schritt 3: Von Nichts kommt Nichts!

In den allermeisten Fällen geht eine Bulimie nicht von allein weg. Abwarten bringt also nichts. Informieren Sie sich. Lesen Sie diesen Ratgeber ganz durch und erproben Sie die gemachten Vorschläge. Rechnen Sie jedoch nicht damit, dass Sie über Nacht gesundwerden, oder dass es Tag für Tag besser wird. Rückfälle und Phasen, in denen Veränderungen weniger gut gelingen sind normal! Ebenso wird Sie der Drang zu essen und zu erbrechen (oder abzuführen, zwanghaft zu sporteln etc.) noch eine Weile begleiten. Sollten Sie keine Besserung erfahren, sollten Sie überlegen, professionelle Hilfe in Anspruch zu nehmen. Wichtig ist: Nur dieser Ratgeber kann scheitern, Sie nicht!

Schritt 4: Schauen Sie genau hin!

Ess-Brechanfälle kommen zwar scheinbar aus dem Nichts, bei genauer Betrachtung finden sich jedoch fast immer ganz konkrete Auslöser. Manchmal sind es unangenehme Situationen, manchmal auch belastende Gedanken. Um Auslöser zu erkennen sollten Sie die Situationen, in denen Ess-Brechanfälle aufgetreten sind, nochmal genau reflektieren: Was hat Ihnen die Stimmung vermiest? War der Hunger einfach schon zu groß? Haben Sie sich mit Ihren Gedanken selbst niedergemacht? Das Erkennen der Zusammenhänge zwischen Auslösern und Ess-Brechanfällen ist der erste Schritt zur Einleitung von Veränderungen!

Schritt 5: Wichtig ist die Richtung!

Veränderungen brauchen Zeit. Bei einigen wenigen Personen mit Bulimie kommt es sehr rasch zur Beendigung der Ess-Brechanfälle, bei den allermeisten handelt es sich jedoch um einen langsamen Prozess, bei dem es der Unterstützung durch eine*n fachkundige*n Kolleg*in bedarf. Setzen Sie sich also nicht unter Druck und beachten Sie, dass Sie lernen können. Sie können diese Vorfälle nutzen, um wie in Schritt 4 dargelegt wichtige Zusammenhänge zu erkennen.

Schritt 6: Tun, handeln, ausprobieren!

Veränderungen in Bezug auf strenge Diätregeln, Impulse zu Fasten und Heißhunger nach einem Konflikt gelingen nur durch aktives Handeln. Nur so machen Sie neue Erfahrungen und es entsteht neues Denken. Beides wird Sie motivieren, am Ball zu bleiben.

Schritt 7: Regelmäßig Bilanz ziehen!

Nehmen Sie sich einen „Jour-Fix" in der Woche, an dem Sie Rückschau halten. Dies ist maximal eine halbe Stunde, in der Sie sich Zeit nur für sich nehmen und reflektieren, welche Fortschritte Sie in der Woche gemacht haben. Loben Sie sich dafür, klopfen Sie sich für jeden Tag, an dem Sie regelmäßig gegessen haben, auf die Schulter! Erkennen Sie auch kleine Veränderungen an! Lassen Sie Ihre engsten Freunde und Angehörigen an Ihren Erfolgen teilhaben, diese werden sich mitfreuen! Setzen Sie sich neue Ziele für die kommende Woche: Was soll Ihnen gelingen? Wie können Sie die Chance maximieren, dass Ihnen gelingt, was Sie sich vornehmen? Achten Sie dabei immer auf kleine Schritte.

Schritt 8: Bleiben Sie am Ball!

Regelmäßiges Essen, die Einbindung verbotener Nahrungsmittel, einen Konflikt auszutragen, anstatt sich dem Essanfall hinzugeben oder zu Erbrechen, sich nicht ständig wegen des eigenen Gewichts kleinzureden – neues Denken und neues Verhalten erfordert ständiges Training. Es wird Tage geben, an denen es Ihnen schwerfällt, die gesetzten Ziele umzusetzen. Oder aber, es wird auch ganz bestimmte Themen geben, zu denen Sie sich besonders schwer aufraffen können. Beachten Sie: Je schwerer es Ihnen fällt, sich auf eine bestimmte Sache einzulassen, desto wichtiger ist Sie möglicherweise mit Blick auf die Überwindung Ihrer Bulimie! Bleiben Sie also am Ball, bis sich Ihr neues Essverhalten und Denken gefestigt haben!

4.1 Führen Sie ein Ernährungstagebuch

Voraussetzung für jegliche Veränderung in Ihrem Essverhalten und die Rückgewinnung der Kontrolle über Ess-Brechanfälle ist die genaue Beobachtung und Analyse des eigenen Essverhaltens und die Identifikation von Auslösern problematischen Essverhaltens. Das Führen eines Ernährungstagebuchs ist hierfür ein probates Mittel, weil es Ihnen wichtige Informationen zu Ihrem

Essverhalten liefert und damit den Grundstein für die Veränderung Ihrer Situation legt.

Auch wenn es Ihnen manchmal mühsam erscheint, sollten Sie das Ernährungstagebuch mindestens bis zur vollständigen Bewältigung bzw. etwas darüber hinaus führen. Gerade bei Rückfällen ermöglicht ein Ernährungstagebuch eine detaillierte Analyse der vorausgehenden, begleitenden und den Ess-Brechanfällen folgenden Situationen sowie die Erfassung der damit einhergehende Gedanken und Gefühle. Darauf aufbauend können Sie entsprechende Strategien entwerfen und einüben, um ähnliche Situationen später auch ohne Ess-Brechanfälle zu bewältigen.

> Verwenden Sie dazu das Ernährungsprotokoll in Arbeitsblatt 1 (vgl. Anhang, S. 88). Benutzen Sie das Arbeitsblatt zu jeder Mahlzeit. Kopieren Sie sich zu diesem Zweck einfach das Ernährungsprotokoll mehrfach, so dass Sie für jeden Tag ein neues Protokollblatt verwenden können.

Wichtig ist, dass Sie jede Mahlzeiteneinnahme im Protokoll aufzeichnen und dass die Aufzeichnungen unmittelbar vor und direkt nach dem Essen durchgeführt werden. Tragen Sie die genauen *Uhrzeiten* ein und nehmen Sie sich vor und nach dem Essen kurz Zeit, eventuell anwesende Personen, Ihre *unmittelbare Tätigkeit* und damit einhergehende *Gedanken* und *Gefühle* im Protokoll zu vermerken. Das Protokoll erfasst darüber hinaus anhand einer prozentualen Angabe zwischen 0 % (gar nicht hungrig) und 100 % (sehr hungrig) die Einstufung Ihres *Hungers* unmittelbar vor, und Ihres *Sättigungsgefühls* unmittelbar nach der Mahlzeiteneinnahme. Es ist sehr gut möglich, dass es Ihnen schwerfällt, dies einzuschätzen und Sie zunächst überhaupt kein Gefühl mehr für den natürlichen Hunger und die natürliche Sättigung haben. Das ist nicht weiter schlimm! Wenn Sie die ersten Male nicht wissen, was Sie eintragen sollen, tragen Sie zunächst einfach irgendeine Zahl zwischen 0 und 100 ein (z.B. 20), und fragen Sie sich vor der nächsten Mahlzeit, ob Sie sich mehr oder weniger hungrig als vor der letzten Mahlzeit (bzw. mehr oder weniger satt als nach der letzten Mahlzeit) fühlen.

Da Essanfällen häufig ein vermehrter Essdrang vorausgeht, sollten Sie im Protokoll auch das vermerken, was Sie zur jeweiligen Mahlzeit eigentlich zu sich nehmen möchten, sprich worauf Sie eigentlich *Lust* haben – dies könnte sich ja von der tatsächlich eingenommenen Mahlzeit unterscheiden.

Gerade weil Personen mit Bulimie meist versuchen, ihre Kalorienaufnahme einzuschränken, besteht oftmals die Gefahr, dass Hunger durch eine vermehrte Aufnahme von Flüssigkeit ausgeglichen wird. Um zu überprüfen, ob das bei Ihnen der Fall ist, sollten Sie auch die genaue *Trinkmenge* zu jeder Mahlzeit und zwischen den Mahlzeiten protokollieren. Selbst wenn Ihnen das mühsam erscheint, ist es wichtig, sehr genau zu protokollieren *wie viel* und *was* Sie zur jeweiligen Mahlzeit gegessen haben und *wie* (z. B. Haben Sie besonders schnell gegessen? Haben Sie vor dem Fernseher/am Computer gegessen? Haben Sie versucht, die Mahlzeiteneinnahme besonders in die Länge zu ziehen). Dies kann Ihnen nach einem Essanfall besonders schwerfallen, seien Sie jedoch ehrlich mit sich!

Gleichermaßen ehrlich sollten Sie den eventuellen Einsatz von *Purging-Verhalten* dokumentieren. Gerade um ein besseres Verständnis über Ihr Verhalten, Ihre Gedanken und Gefühle nach dem Essen zu erlangen, sollten Sie auch darüber in Ihrem Protokoll berichten.

Für eine möglichst lückenlose Protokollierung Ihres Essverhaltens ist es hilfreich, wenn Sie das Protokollblatt für jeden Tag ständig dabeihaben. Planen Sie also schon am Abend vorher, das Protokoll für den nächsten Tag herauszulegen!

Es kann gut sein, dass Sie erstmal skeptisch sind und zweifeln, ob das Protokollieren überhaupt seinen Nutzen hat. Möglicherweise fürchten Sie, dass Sie sich durch die Protokolle noch mehr mit dem Thema Essen beschäftigen, als Sie dies ohnehin schon tun, oder das Aufschreiben all dessen, was Sie gegessen haben, erfüllt Sie mit Scham oder Ekel. Oder Sie empfinden das Protokollieren als einen Zeitfresser, wo die Ess-Brechanfälle Ihnen schon so viel Ihrer kostbaren Zeit genommen haben. Führen Sie dennoch Ihr Esstagebuch sorgfältig! Nur so werden Sie Muster erkennen, die problematisches Essverhalten fördern und für ein normales Essverhalten hinderlich sind.

Es kann durchaus sein, dass das Protokollieren Sie animiert, an Ihrem Essverhalten etwas zu ändern. Geben Sie diesem Drang zunächst nicht nach! Es ist wichtig, dass Sie die Protokolle erstmal über zwei Wochen sammeln und erst dann auswerten. Dadurch stellen Sie sicher, die relevantesten Bedingungen, die die Ursache für Ihre Bulimie sind, zu erkennen.

Es wird mit hoher Wahrscheinlichkeit durchaus anstrengend oder lästig für Sie sein, die Protokolle zum Essverhalten regelmäßig auszufüllen. Um sich selbst zu motivieren, dies dennoch zu tun, sollten Sie sich vor Augen halten, dass für die Veränderung des Essverhaltens zuvor eine solche Bestandaufnahme dringend erforderlich ist. Sie sollten sich regelmäßig dafür loben, dass Sie die Protokolle ausgefüllt haben. Ideen für hilfreiche Gedanken oder innere Selbstgespräche geben die folgenden Beispiele:

Beispiele für hilfreiche Gedanken oder innere Selbstgespräche

- Ich habe es geschafft, alles aufzuschreiben, was ich bei meinem Essanfall gegessen habe. Das war nicht einfach für mich, aber nur so kann ich das Problemverhalten verändern. Toll, dass ich mich meinem Problem gestellt habe!
- Aller Anfang ist schwer, aber ich habe den ersten Schritt gemacht und alles aufgeschrieben, was ich gegessen habe.
- Ich habe es geschafft, meine Aufzeichnungen zum Essverhalten direkt nach dem Essen zu machen. Das ist toll, denn dann ist alles noch frisch im Gedächtnis und ich muss später nicht überlegen, was ich gegessen habe.
- Auch wenn es lästig ist, schreibe ich alles auf, was ich esse. Es ist toll, dass ich die Kraft und Energie aufbringe, alles zu protokollieren.

Für die *Auswertung* der Protokolle gehen Sie folgendermaßen vor: Beginnen Sie mit den Tagen, an denen Sie Ess-Brechanfälle hatten und stellen Sie sich folgende Fragen:

- Was habe ich während eines Essanfalls gegessen und wie unterscheiden sich die Nahrungsmittel während eines Essanfalls von jenen Mahlzeiten, in denen ich keine Essanfälle hatte? Gibt es Nahrungsmittel, die ich nur während eines Essanfalls esse und die ansonsten in meinem Speiseplan gar nicht vorkommen?
- Gibt es ein Muster für meine Essanfälle? Kommen diese immer an bestimmten Tagen oder zu bestimmten Tageszeiten vor? Ist mein Essverhalten an Tagen mit Essanfällen vor dem jeweiligen Essanfall anders als an Tagen, an denen keine Essanfälle stattfinden (z. B. Esse ich an den Tagen weniger als sonst? Habe ich an den Tagen mehr Lust auf einen Nachtisch als an anderen?)?
- Gibt es bestimmte Situationen, Gefühle oder Gedanken, die meinen Essanfällen vorausgehen (z. B. Führt ein Streit immer zu vermehrtem Ess-

drang? Ist mir vor einem Essanfall oft langweilig oder fühle ich mich angespannt?)?
- Was passiert unmittelbar nach dem Essanfall? Bin ich erstmal ruhiger, weniger deprimiert?
- Erfüllen die Essanfälle irgendeine Funktion (z. B. Habe ich das Gefühl, dass ich mich durch die Essanfälle bestrafe oder dass ich mich beruhige oder dass ich jemand anderes damit bestrafe?)?
- Gibt es im Vorfeld der Essanfälle bestimmte Gedanken, die immer wieder auftreten (z. B. Kreisen meine Gedanken vermehrt um das Thema Gewicht und Figur?)?
- Was passiert nach den Essanfällen? Wie geht es mir danach, welche Gedanken und Gefühle kommen auf?
- Setze ich meine unangemessenen kompensatorischen Maßnahmen immer nach einem Essanfall ein oder gibt es andere Situationen, in denen ich mich erbreche (oder Laxanzien o. Ä. einnehme)? Wie fühle ich mich und welche Gedanken gehen mir nach dem Erbrechen (oder nach anderem Purging-Verhalten) durch den Kopf?

Es ist wichtig, dass Sie mit der Zeit ein vollständiges Bild erhalten, welche Situationen (Gedanken oder Gefühle) zu Ess-Brechanfällen führen. Erst wenn Sie die oben genannten Fragen für sich beantworten können, können Sie künftige Ess-Brechanfälle vermeiden. In anderen Worten ist die detaillierte Selbstbeobachtung anhand der Essprotokolle ein wichtiger und erster Schritt hin zur Veränderung, weil damit der scheinbare Kontrollverlust, der mit den Essanfällen assoziiert ist, vorhersagbar ist, die Zusammenhänge verständlich werden und Sie lernen können, anders zu reagieren.

4.2 Essen Sie regelmäßig

Vermutlich haben Sie bemerkt, dass das Protokollieren von Hunger und Sättigung außerhalb der Ess-Brechanfälle gar nicht so einfach ist. Das liegt daran, dass Personen mit Bulimie ihr Essverhalten meist über den Kopf anstatt über die körperlichen Bedürfnisse steuern. Aus diesem Grund fehlt ihnen häufig ein gesundes Gespür für das natürliche Hunger- und Sättigungsgefühl. Ein wichtiger Schritt zur Bewältigung von Essanfällen ist die Wiedererlangung von Hunger und Sättigung. Hierfür ist es wichtig, zu erkennen, wie viel der eigene Körper braucht, um gut zu funktionieren.

Stellen Sie sich vor, Sie bekommen ein neues Fahrzeug und wollen herausfinden, wie viel Kraftstoff Ihr Auto benötigt. Was Sie tun werden ist, das Auto zunächst voll zu tanken, den Kilometerstand auf Null zu setzen und das Auto dann so lange zu fahren, bis dessen Tank (fast) leer ist. Mit dem erneuten Auftanken können Sie dann feststellen, wie viel Kraftstoff Ihr Auto pro Kilometer verbraucht.

Zur Wiedererlangung eines natürlichen Hunger- und Sättigungsgefühls können Sie ähnlich vorgehen: Ihr Körper muss zunächst durch die Mahlzeiteneinnahme aufgetankt werden und benötigt dann ausreichend Zeit, um die aufgenommenen Mengen wieder zu verbrauchen. Achten Sie vor und nach jeder Mahlzeit darauf, wie sich der Körper jeweils anfühlt. Dies fördert die Wiedererlangung des Hunger- und Sättigungsgefühls.

Um am Beispiel des Autos zu bleiben ist es offensichtlich, dass je nach Fahrstrecke Ihr Auto mehr oder weniger Kraftstoff benötigen wird. Bezogen auf das Essen bedeutet das, dass je nach Tätigkeiten, die wir ausüben, unser Körper größere oder kleinere Mengen (aber auch eine unterschiedliche Zusammensetzung der Makronährstoffe) benötigt. Da es aber gerade zu Beginn der Verhaltensänderungen Personen mit Bulimie oftmals schwerfällt, auf ihren Körper zu „hören“, hat sich bewährt, dass man zunächst feste Mengen und feste Tageszeiten zum Essen einplant. Essen Sie also regelmäßig wie nachfolgend vorgeschlagen:

Der geregelte Mahlzeitenplan

07.00 Uhr: Frühstück

10.00 Uhr: Zwischenmahlzeit

12.30 Uhr: Mittagessen

15.30 Uhr: Zwischenmahlzeit

19.00 Uhr: Abendessen

21.00 Uhr: ev. eine kleine Zwischenmahlzeit

Sollten Sie in den ersten Wochen der Protokollierung Ihrer Mahlzeiteneinnahme merken, dass Sie überhaupt kein Hunger- und Sättigungsgefühl haben, kann es sinnvoll sein, für ein oder zwei Wochen auf die Zwischenmahlzeiten zu verzichten. Sie sollten aber nicht zu lange warten, Zwischenmahlzeiten einzuführen, da starker Hunger in der Regel den Essdrang erhöht.

Beginnen Sie damit, regelmäßig zu essen. Was Sie dabei essen, ist im ersten Schritt nicht relevant. In vielen Fällen kommt es allein durch die Regelmäßigkeit zu einer verbesserten Kontrolle über das eigene Essverhalten. Da Sie vermutlich seit einiger Zeit nicht mehr regelmäßig gegessen haben, ist das vielleicht etwas, was spontan nicht gelingen wird. Es ist deswegen wichtig, dass Sie die Mahlzeiteneinnahmen mit sich fest und verbindlich vereinbaren (ähnlich wie eine Verabredung mit Freunden, in diesem Fall ist die Verabredung mit Ihnen selbst) und ausreichend Zeit für die Vorbereitungen (Einkaufen, Kochen, Essen, Abspülen etc.) einplanen. Auch wenn Ihnen die Anzahl der Mahlzeiten viel vorkommt, sie führt nicht dazu, dass Sie insgesamt deutlich mehr essen werden als dies bei einem Essanfall der Fall ist. Achten Sie darauf, dass Sie zu den einzelnen Mahlzeiten nicht zu wenig essen, da Sie bei zu geringer Kalorienaufnahme Essanfälle erzeugen werden. Bezüglich der Essensmenge orientieren Sie sich an dem, was Ihre Freunde und Bekannten *im Durchschnitt* essen.

> Verwenden Sie dazu das Arbeitsblatt 2 „Mein Mahlzeitenplan“ (vgl. Anhang, S. 89). Benutzen Sie das Arbeitsblatt am Abend vorher, spätestens am Morgen vor dem Frühstück, da Essenspläne, die auf den „letzten Drücker“ gemacht werden, oftmals bestimmte Fallstricke (z. B. eine Sitzung, die am frühen Nachmittag stattfindet) unberücksichtigt lassen. Kopieren Sie sich zu diesem Zweck einfach das Arbeitsblatt mehrfach, so dass Sie für jeden Tag ein neues Protokollblatt verwenden können.

Gerade weil die Regelmäßigkeit der Mahlzeiteneinnahme zu Beginn schwierig sein kann, ist es wichtig, die Mahlzeiten in angenehmer Atmosphäre einzunehmen. Lenken Sie sich jedoch nicht durch Aktivitäten wie Fernsehen, Telefonieren etc. ab. Konzentrieren Sie sich stattdessen auf das Essen – bewusst zu essen hilft Ihnen, Hunger- und Sättigungssignale Ihres Körpers zu erkennen. Achten Sie insbesondere auf Ihr Esstempo – ein zu schnelles Essen kann ein Auslöser für einen Essanfall sein. Darüber hinaus tritt Sättigung meist etwas verzögert sein. Gleichermaßen sollten Sie nicht zu langsam essen; Ihr Körper benötigt gewisse Mengen, um bis zur nächsten Mahlzeiteneinnahme nicht mit vermehrtem Essdrang zu reagieren.

Gewöhnen Sie sich an, zu Hause nur an einem ganz bestimmten Platz zu essen und sich zum Essen hinzusetzen. Dies ist wichtig, weil Essanfälle oftmals über die ganze Wohnung verteilt auftreten. Machen Sie es sich etwas leichter und verwahren Sie Nahrungsmittel an einem nicht direkt sichtbaren Ort in der Küche auf. Insbesondere Süßigkeiten sollten Sie nicht verteilt über die Wohnung verstreuen und nur in begrenztem Maße vorrätig haben.

Da es nicht leicht ist, Verhaltensroutinen zu durchbrechen und ein neues Essverhalten aufzubauen, sind wiederum die inneren Selbstgespräche und das Eigenlob sehr wichtig, um nicht aufzugeben, sondern sich jeden Tag erneut dafür einzusetzen, das Essverhalten zu verändern, auch und gerade dann, wenn es mal zu Rückschlägen gekommen ist. Die folgenden Beispiele können hilfreich für die Eigenmotivierung sein:

Motivierende Selbstgespräche führen

- Heute habe ich es geschafft, drei Hauptmahlzeiten und zwei Zwischenmahlzeiten einzunehmen. Das habe ich schon sehr lange nicht mehr so gemacht. Es ist ein toller Erfolg für mich, dass ich das geschafft habe!
- Ich habe große Angst, dass ich an Gewicht zunehmen könnte, wenn ich weiterhin so regelmäßig esse. Aber ich habe der Angst keine Macht über mich gegeben. Ich habe mich der Angst entgegengestellt und habe meinen Vorsatz umgesetzt, mein Essverhalten zu ändern. Ich bin sehr stolz auf mich!
- Ja, ich will gesund werden! Ich achte auf mich und werde dem Impuls nicht folgen, wieder eine Mahlzeit auszulassen.
- Gestern habe ich wenig gegessen, ich bin in alte Verhaltensmuster zurückgefallen. Rückfälle gehören zur Veränderung dazu, heute ist ein neuer Tag. Ich setze mich weiter dafür ein, mich der Angst vor einer Gewichtszunahme zu stellen. Ich bin stolz auf mich, dass ich weitermache, obwohl es anstrengend ist. Es wird sich für mich lohnen, da bin ich mir sicher. Jeder Schritt in die richtige Richtung zählt.

4.3 Erweitern Sie Ihr Nahrungsmittelspektrum

In aller Regel führt die alleinige Einführung der Regelmäßigkeit nicht zu einer vollständigen Beendigung der Essanfälle. Dies liegt daran, dass trotz verbesserter Regelmäßigkeit Personen mit Bulimie in den allermeisten Fällen nach wie vor kopfgesteuert essen und nicht jene Nahrungsmittel verzehren, die dem Körper ausreichend Energie bereitstellen.

Bei der Erstellung von Mahlzeitenplänen sollten Sie daher einige Wochen nach Einführung der regelmäßigen Mahlzeiteneinnahme die gesundheitlichen Aspekte zur Verteilung der Makronährstoffe nach den Empfehlungen der Deutschen Gesellschaft für Ernährung (siehe www.dge.de) nach und nach berücksichtigen. Dies wird Ihnen nicht von Anfang an gelingen, denn, es wird Ihnen auffallen, dass dort eine Reihe von Nahrungsmitteln empfohlen werden, die Sie schon seit längerem meiden. Eine innere Stimme – und das ist die Stimme Ihrer Bulimie – wird Ihnen dabei z. B. suggerieren, dass Kohlenhydrate, die vorwiegend in Nudeln, Reis und Brot vorkommen, ungesunde und „dickmachende" Nahrungsmittel sind. Bei der Aufnahme solcher Nahrungsmittel werden Sie daher das Gefühl haben, gegen selbst auferlegte Regeln zu verstoßen. Wenn Sie diese nicht in Ihren alltäglichen Speiseplan einführen, werden Sie Ihre Essanfälle nicht verhindern können, da verbotene Nahrungsmittel früher oder später zu starkem Heißhunger und irgendwann zwangsläufig zum Kontrollverlust führen. Trauen Sie sich, Ihren Speiseplan zu erweitern und schauen Sie was passiert! Nehmen Sie sich vor, diese neue Art des Essens für vier Wochen auszuprobieren!

Die Ernährungspyramide kann Ihnen dabei als Richtlinie behilflich sein (vgl. Abbildung 5, S. 67). Nahrungsmittel, die weiter unten auf der Pyramide vorkommen, sollten häufiger und in größerer Menge verzehrt werden. Nahrungsmittel, die weiter oben in der Pyramide abgebildet werden, benötigt der Körper in geringeren Mengen. Süßigkeiten und andere Genussmittel benötigt der Körper nicht unbedingt, deren regelmäßiger Konsum (gemeint sind Süßigkeiten, nicht Alkohol oder andere Genussmittel) ist aber ein sehr wichtiger Baustein zur Vermeidung künftiger Essanfälle.

Da Personen mit Bulimie verbotene Nahrungsmittel fast ausschließlich während der Essanfälle konsumieren, sollten mit der Zeit Zwischenmahlzeiten für jene Snacks genutzt werden, vor denen die Betroffenen Angst haben. Die

Erfahrung hat gezeigt, je öfter diese Nahrungsmittel fest eingeplant werden, desto schneller verringert sich die Angst davor. Gehen Sie aber nicht zu schnell dabei vor. Machen Sie sich eine Liste Ihrer Verbote und gliedern Sie diese nach dem Ausmaß der Angst, die sie in Ihnen erzeugen. Sie können dabei eine Abstufung wählen, die Sie am sinnvollsten finden. Nachfolgend finden Sie ein Beispiel dargestellt:

Beispiel: Liste der verbotenen Nahrungsmittel (0 % = keine Angst bis 100 % = extrem viel Angst)

- 10 %: Kaugummi mit Zucker, gezuckerter Cappuccino, Orangensaft
- 50 %: Eiscreme, Schokolade, Pizza, Chips
- 70 %: Sahne, Nudeln, Weißbrot
- 100 %: Pommes, Burger

Viele der im Beispiel dargestellten Nahrungsmittel können Sie im Rahmen von Zwischenmahlzeiten ausprobieren, andere wiederum im Rahmen der Hauptmahlzeiten. Beginnen Sie mit einer Auswahl, die Ihnen weniger Angst bereitet und gehen Sie dann auf Nahrungsmittel über, deren Verzehr zunächst mit Angst verbunden sein wird. Es ist sinnvoll, dass Sie nicht jeden Tag ein anderes angsterzeugendes Nahrungsmittel verzehren, sondern so lange bei einem ganz bestimmten Nahrungsmittel bleiben, bis Sie ein spürbares Nachlassen der Angst wahrnehmen. Im Beispiel oben könnte eine Person mit Bulimie beispielsweise so vorgehen, dass sie sich in einer Woche vornimmt, dreimal eine Kugel Eis als Nachtisch zu essen. Sie sollte erst dann zum Verzehr von Chips übergehen, wenn die Angst vor Eiscreme deutlich nachgelassen hat.

Nehmen Sie sich jeden Abend vor der Erstellung des Mahlzeitenplans für den darauffolgenden Tag etwas Zeit und bewerten Sie Ihre Fortschritte. Loben Sie sich für Gelungenes und nehmen Sie dort Anpassungen vor, wo Sie Schwierigkeiten bei der Umsetzung hatten. Wenn Sie zum Beispiel bemerken, dass Sie vor dem Mittagessen schon so großen Hunger hatten, dass Sie keine Zeit mehr für die Zubereitung der Mahlzeit hatten, planen Sie für den darauffolgenden Tag eine etwas größere Zwischenmahlzeit oder ein reichhaltigeres Frühstück ein.

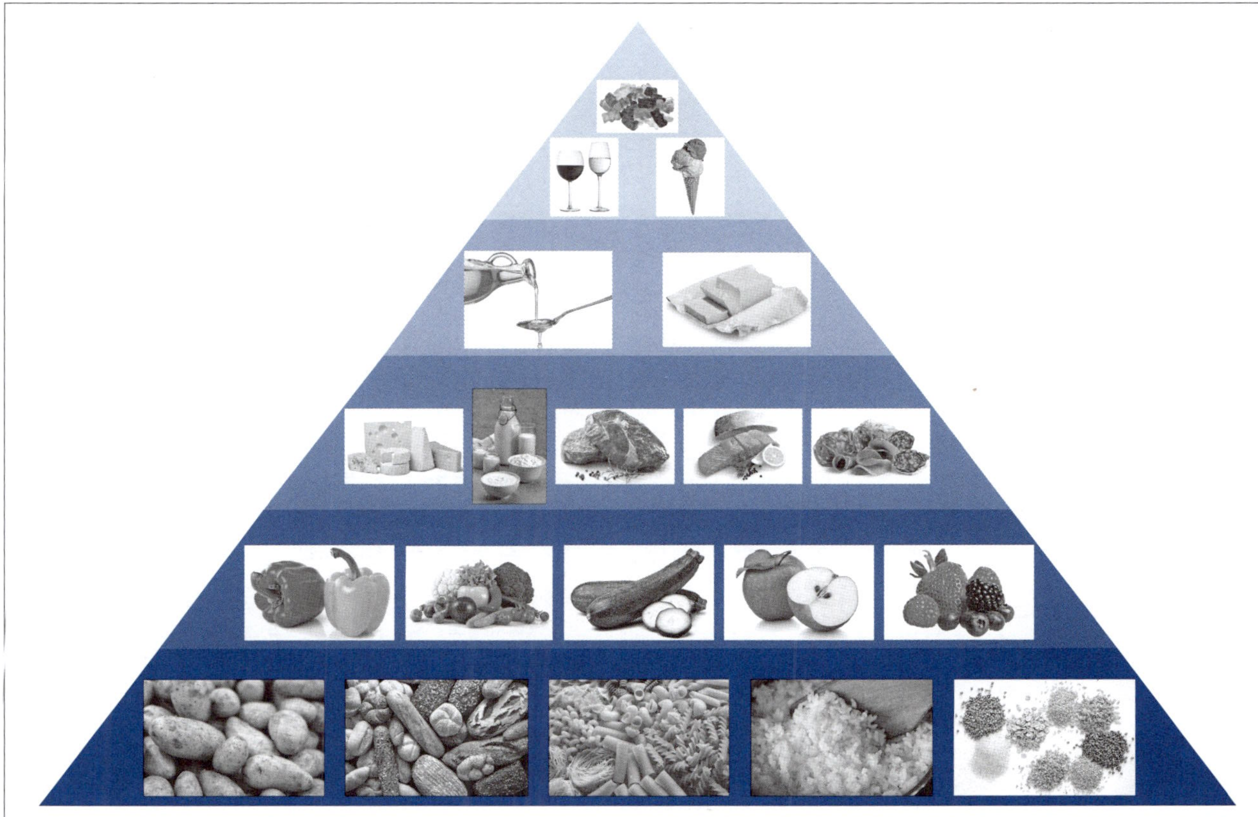

Abbildung 5: Ernährungspyramide

Manchmal fällt es Betroffenen sehr schwer, einzuschätzen, wie groß eine durchschnittliche Menge sein sollte. Die in Tabelle 1 dargestellten Mengen können Ihnen als Richtlinie helfen.

Tabelle 1: Richtlinie für Portionsgrößen

Frühstück	• ein bis zwei Brötchen mit Butter und Belag • eine Tasse Tee oder Kaffee
Zwischenmahlzeit	• ein Snack aus Ihrer Liste verbotener Nahrungsmittel
Mittagessen	• eine durchschnittliche Restaurant-Portion (nehmen Sie also nicht die Portionsgröße eines Sterne-Restaurants) • eine Portion Salat mit Dressing • ein Nachtisch (von Obst bis Kuchen)
Zwischenmahlzeit	• ein Snack aus Ihrer Liste verbotener Nahrungsmittel
Abendessen	• zwei bis drei Scheiben Brot mit Butter und Belag
Zwischenmahlzeit	• ein Snack aus Ihrer Liste verbotener Nahrungsmittel

4.4 Wiegen Sie sich, aber nur wöchentlich!

Spätestens bei der Wiedereinführung der verbotenen Nahrungsmittel, aber oftmals auch schon beim Einhalten der regelmäßigen Mahlzeitenstruktur verstärken sich Sorgen und Ängste im Hinblick auf eine mögliche Gewichtszunahme. Dies führt dazu, dass manche Personen mit Bulimie sich mehrfach am Tag wiegen, andere wiederum vermeiden das Wiegen gänzlich, aus Angst, mit den Gefühlen nicht klarzukommen. Beides sind extreme Verhaltensweisen.

Die Erfahrung hat gezeigt, dass sich schwer vorhersehen lässt, welche Personen bei der Einführung einer regelmäßigen Mahlzeitenstruktur inklusive verbotener Nahrungsmittel zunehmen, welche abnehmen und welche keinerlei Gewichtsveränderungen feststellen. Die Wissenschaft konnte jedoch zeigen, dass die allermeisten Betroffenen dadurch kaum Gewichtsveränderungen erfahren, dass aber die Ess-Brechanfälle durch diese Maßnahmen deutlich abnehmen. Liegt Ihr Gewicht zu Beginn der Wiedereinführung einer geregelten Mahlzeitenstruktur mit ausreichend großen Mengen deutlich unter Ihrem natürlichen Gewicht (z.B. weil Sie eine längere Fastenperiode hinter sich haben), wird es vermutlich steigen, liegt es über Ihrem Gewicht, kann es sich sogar etwas verringern. Ein wichtiger Schritt in der Bewältigung Ihrer Bulimie wird es sein, Ihren Alltag weniger von Gewichtsschwankungen abhängig zu machen. Wiegen Sie sich daher einmal die Woche. Versuchen Sie jedoch, der Zahl auf der Waage keinen zu großen Wert beizumessen, da Schwankungen im Gewicht von vielen Faktoren (z.B. Flüssigkeitsaufnahme) abhängen und verzehrte Menge und Gewicht auf der Waage nicht linear sind. Widerstehen Sie unbedingt Impulsen, nach einer Gewichtszunahme durch Fasten oder andere Maßnahmen gegenzusteuern. Nur so können Sie lernen, Ihrem Körper zu vertrauen und die Erfahrung machen, dass Sie nicht unkontrolliert zunehmen werden, nur, weil Sie regelmäßig und nach Hunger und Sättigung essen.

Um dies zu erreichen, ist es wichtig, positive Gedanken oder Vorstellungsbilder als „Begleiter" zur Verfügung zu haben, die Sie als „Mutmacher" für Veränderung einsetzen sollten, wenn die alten Verhaltensimpulse wieder stark zu werden drohen und Ihre selbst gesetzten Ziele für Veränderung in Gefahr sind. Überlegen Sie sich daher solche „Mutmacher", wenn Sie in einer entspannten Situation sind und schreiben Sie diese Gedanken oder positiven Vorstellungsbilder in ein kleines Selbsthilfe-Tagebuch auf. Dann haben Sie die Gedanken und Vorstellungsbilder „zur Hand", wenn es „brenzlig" wird und wenn Sie Unterstützung für die Aufrechterhaltung Ihrer Veränderungsmotivation benötigen. Die folgenden Beispiele illustrieren, welche Gedanken oder Vorstellungsbilder grundsätzlich für die Eigenmotivation für ein gesundes Verhalten im Umgang mit der Körperwaage hilfreich sein können:

Den Impuls überwinden, sich ständig zu wiegen

- Jetzt nach dem Essen fühle ich mich aufgedunsen und dick. Ich spüre einen sehr starken Drang danach, mich auf die Waage zu stellen und zu überprüfen, ob ich zugenommen habe. Aber das mache ich jetzt nicht, denn von genau dieser Abhängigkeit will ich mich ja lösen.
- Es ist anstrengend, ja ein täglicher innerer Widerstreit mit meinen eigenen Gefühlen, Wünschen und Zielen, aber ich gebe nicht auf. Ich halte das aus, Tag für Tag stelle ich dem inneren Drang, mich zu wiegen, gute Gedanken, Vorstellungen und gesunde Verhaltensweisen entgegen.

- Ich halte diesen Impuls, mich zu wiegen, aus. Dann bin ich meinem Ziel, mich zu verändern, wieder einen Schritt nähergekommen. Das ist toll! Weiter so!
- Ich setze mich bequem hin, atme tief und gleichmäßig und mit jedem Atemzug ziehen immer mehr Ruhe und Entspannung in meinen Körper ein.
- Ich stelle mir vor, wie es sein wird, wenn ich wieder ganz gesund bin. Es fühlt sich gut an, meinen Körper mehr zu beschützen und nicht mehr so zu quälen mit dem ständigen Diktat der Waage.
- Ich stelle dem Impuls, mich zu wiegen, andere Verhaltensweisen entgegen, durch die ich mich entspannen kann, z.B. höre ich jetzt meine Lieblingsmusik und achte darauf, wie sich in meinem Körper ganz langsam und ganz allmählich ein wohliges und entspanntes Gefühl ausbreitet. Ich versuche, das zu genießen.

4.5 Beenden Sie Purging-Verhalten und exzessive Bewegung

Ein zentraler Baustein der Bulimie-Bewältigung ist es, auf unangemessene kompensatorische Maßnahmen wie Erbrechen, Abführ- und Entwässerungsmittelmissbrauch und Klistiere zu verzichten. Die regelmäßige Mahlzeiteneinnahme mit ausreichenden Mengen und die Erweiterung des „erlaubten" Lebensmittelspektrums führen in aller Regel zu einer deutlichen Reduktion der Essanfälle, wodurch sich auch der Einsatz unangemessener kompensatorischer Maßnahmen reduziert. Dennoch kann es sein, dass Sie sich insbesondere bei der Umstellung Ihrer Ernährungsgewohnheiten zunächst nach den Mahlzeiten sehr voll fühlen. Dies wiederum kann den Drang, sich zu entleeren, verstärken. Führen Sie sich dabei vor Augen, dass durch den Einsatz von Purging-Verhalten bei weitem nicht alle Kalorien abgeführt werden, die Sie zu sich genommen haben. Auf der anderen Seite steigert Purging-Verhalten das Risiko für weitere Essanfälle erheblich.

In der Regel verschwindet das Völlegefühl nach einer halben Stunde. Sie sollten also insbesondere für die ersten 30 Minuten nach der Mahlzeiteneinnahme planen, wie Sie mit dem Völlegefühl umgehen. Manchmal hilft es, diese Zeit nicht allein in der Wohnung zu verbringen, sondern unter Leute zu gehen. Oder aber die Gesellschaft einer Freundin in Anspruch zu nehmen. Planen Sie angenehme Tätigkeiten nach dem Essen ein, z.B. ein kleiner Spaziergang nach dem Essen zur Ablenkung. Stellen Sie bei der Planung Ihrer Mahlzeiten auch sicher, dass Sie sich nicht überfordern.

Wie in Kapitel 1.5 dargestellt, sollten Sie einen schweren Laxanzienmissbrauch aufgrund möglicher körperlicher Komplikationen nie abrupt beenden. Stattdessen sollte daher je nach Dauer und Höhe der Einnahme eine schrittweise Absetzung unter ärztlicher Begleitung erfolgen. Auch nach starkem und länger anhaltendem Diuretikamissbrauch sollten Sie aufgrund möglicher starker Ödembildungen (Wassereinlagerungen) einen Arzt aufsuchen. Haben Sie diese Mittel hingegen nur gelegentlich angewendet, können Sie die Einnahme schrittweise über einen Zeitraum von ca. zwei bis drei Wochen reduzieren und dann die Einnahme vollständig absetzen. Durch das Ausschleichen der Diuretika kann es vorkommen, dass Sie vorübergehend vermehrt Flüssigkeit einlagern und es dadurch zu einer Gewichtszunahme kommt. Diese Einlagerungen verschwinden aber nach ein bis zwei Wochen, was dann auch wieder zu einem Gewichtsverlust führt. Gleichermaßen kann das Absetzen der Laxanzien zunächst zu Verstopfungen und damit einem starken Völlegefühl führen. Zur Unterstützung können Sie Ihren Arzt bitten, Ihnen Kolonmassagen zu verschreiben. Dabei wird der Darm in kleinen Spiralbewegungen entlang des Kolonverlaufs (des Darms) massiert, sodass die Obstipation abgemildert wird. In den allermeisten Fällen jedoch erholt sich die Darmmotilität nach wenigen Wochen.

Die Unterscheidung, ob ein bestimmtes Bewegungsverhalten exzessiv ist oder nicht, fällt Personen mit Bulimie deutlich schwerer als eine Einordnung des Purging-Verhaltens als unangemessene Maßnahme. Als Faustregel gilt: Zielt das Verhalten hauptsächlich auf eine Kontrolle des Energieverbrauchs ab, ist es als exzessiv zu betrachten. Auch wenn Sie sich zum Sport getrieben fühlen ist dies ein Indikator, dass die Bewegung nicht der Erholung und Gesundheit dient, sondern letztlich der Aufrechterhaltung der Bulimie. Es spricht nichts dagegen, bzw. es ist sogar gesund, wenn Sie regelmäßig Sport betreiben! In der Phase der Bulimie sollten Sie sich jedoch hinsichtlich Ihres Bewegungsverhaltens sehr ehrlich hinterfragen. Daher kann es durchaus hilfreich sein, wenn Sie für ein oder zwei Wochen einplanen, sich gar nicht mehr zu bewegen. Beobachten Sie, ob Ihre Figur- und Gewichtssorgen stark zunehmen. Wenn ja, ist dies ein Hinweis darauf, dass die Bewegung ein Mittel ähnlich wie das Erbrechen ist, Ihr Gewicht zu kontrollieren. In einem solchen Fall wäre es wichtig, für eine gewisse Zeit weiterhin auf Bewegung zu verzichten, um auch hier die Erfahrung zu machen, dass Ihr Gewicht deswegen nicht unkontrolliert in die Höhe schnellen wird. Nach einer Weile können Sie dann wieder mit Sport in einem Ausmaß beginnen, das vergleichbar mit dem durchschnittlichen Bewegungsverhalten anderer ist. Dass das Umsetzen dieser Verhaltensregeln nicht immer einfach ist und Tag für Tag erneut eine hohe Eigenmotivation erfordert, zeigt das folgende Fallbeispiel von Lena K.:

Fallbeispiel: Den Impuls überwinden, willentlich Erbrechen herbeizuführen

Lena K. berichtet, dass sie seit zwei Jahren an immer wiederkehrenden Ess-Brech-Episoden leide. Der Impuls, nach einem Essanfall zu erbrechen, sei bei ihr sehr stark ausgeprägt. Sie werde regelrecht unruhig und gereizt, wenn sie keine Gelegenheit zum Erbrechen habe. Aber sie habe sich inzwischen gut informiert und wisse, dass sie durch das Erbrechen viele wichtige Mineralien verliere und auf Dauer krank werden könne. Zudem befürchte sie, beim Erbrechen ihre bislang noch guten Zähne zu sehr mit Magensäure zu umspülen und bald ganz kaputte Zähne zu haben. Es sei aber leichter gesagt als getan, mit dem Erbrechen aufzuhören. Es sei ein regelrechter Kampf gegen die alten Verhaltensmuster. Inzwischen habe sie sich ein paar Strategien zurechtgelegt, die ihr helfen würden, diesen inneren Impuls, unbedingt zu erbrechen, zu überwinden. Sie setze sich dann zum Beispiel in einen bequemen Sessel, schließe die Augen, atme ruhig und gleichmäßig; dann stelle sie sich vor, wie sie über eine Frühlingswiese mit wunderschönen Blumen gehe, ihr Haar wehe im leichten Frühlingswind, sie lache und man könne ihre schönen, weißen Zähne sehen. Auch ihre Gesichtshaut sehe jetzt wieder sehr glatt, entspannt und gesund aus. Sie sage dann innerlich zu sich: „Du hast es geschafft, du hast dem Impuls widerstanden, zu erbrechen. Du wirst jetzt damit belohnt, dass du gesund bist und gesund aussiehst. Du strahlst Lebensfreude aus! Es hat sich gelohnt."

Sie habe sich inzwischen mehrere solcher Vorstellungsbilder erarbeitet, die ihr helfen würden, dem Drang nach Erbrechen etwas entgegenzusetzen. Das sei zwar nicht immer erfolgreich, aber sie wisse ja, dass man jedes Mal wieder alles geben muss, um sich nicht von der Ess-Brech-Sucht beherrschen zu lassen. Rückschläge gehören dazu, aber sie lasse sich dadurch nicht entmutigen.

4.6 Finden Sie Alternativen zum Umgang mit stressbedingten Ess-Brechanfällen

Während die geregelte Mahlzeitenstruktur und die Erweiterung des erlaubten Nahrungsmittelspektrums zu einer deutlichen Verringerung der Ess-Brechanfälle führen, hilft die Analyse der Essprotokolle Situationen, Gedanken und Gefühle (jenseits des restriktiven Essens oder Fastens) zu identifizieren, die immer wieder Ess-Brechanfälle auslösen. Typischerweise sind dies Situationen, die für die Betroffenen emotional belastend sind. Dies kann z. B. ein Streit mit einer Freundin oder Stress bei der Arbeit sein, aber auch mangelnde Alternativen, mit belastenden Gefühlen (z. B. Langeweile) oder schwierigen Situationen umzugehen u. v. m.

Es gilt also zu lernen, Ihre Probleme anders als über Ess-Brechanfälle zu bewältigen, die – wenn überhaupt – Ihre Probleme nur kurzfristig lösen. In aller Regel ähneln sich die Situationen, in denen es zu Ess-Brechanfällen kommt, in vielerlei Hinsicht. Manchmal jedoch ist es schwer, das Problem genau zu benennen und es handelt sich mehr um ein diffuses Gefühl (z. B. „Ich fühle mich einfach gestresst“). Um Ihr Problem „greifbarer“ und damit lösbarer zu machen ist es wichtig, zunächst ein *Teilproblem* zu identifizieren, an dem Sie arbeiten können (z. B. „Ich habe in der Arbeit so viele Aufgaben, dass ich gar nicht mehr weiß, womit ich anfangen soll“). Folgende Fragen können Ihnen dabei behilflich sein:

- Wie oft tritt dieses Problem im Zusammenhang mit meinen Ess-Brechanfällen auf?
- Wann tritt es auf?
- Wo tritt es auf?
- Mit wem tritt es auf?
- Was genau passiert in dieser Situation? Wie fühle ich mich dabei? Welche Gedanken gehen mir dabei und im Anschluss durch den Kopf? Wie verhalte ich mich in der Situation?

Versuchen Sie zunächst zu verstehen, warum diese Situation zu einem Essanfall geführt hat und stellen Sie sich die Frage, was genau an dieser Situation Ihnen Schwierigkeiten bereitet. Haben Sie Ihr Teilproblem identifiziert, können Sie dazu übergehen, dass Sie daraus ein *angemessenes Ziel* erarbeiten. Wichtig dabei ist, dass Ihr Ziel realistisch, erreichbar und so formuliert ist, dass Sie später überprüfen können, ob Sie es erreicht haben (oder eben weitere Lösungsversuche ausprobieren müssen). Erarbeiten Sie in einem nächsten Schritt unterschiedliche Lösungsmöglichkeiten. Suchen Sie dabei nicht die perfekte Lösung, diese gibt es meist nicht! Sammeln Sie so viele *Lösungsmöglichkeiten* wie möglich, indem Sie konstruktiv vorgehen und nicht jede Möglichkeit gleich verwerfen. Bewerten Sie Ihre Vorschläge zunächst nicht! Überlegen Sie zum Beispiel, was ein guter Freund oder eine gute Freundin Ihnen raten würde. Ein solcher Perspektivenwechsel kann oft sehr hilfreich sein! Greifen Sie auf Ihren Erfahrungsschatz zu Ihrem Umgang in ähnlichen Situationen zurück und fragen Sie sich: War ich schon Mal in einer ähnlichen Situation, in der es dann nicht zu einem Ess-Brechanfall kam? Was genau hat mir dabei geholfen?

Um zu einer Lösungsmöglichkeit zu kommen, sollten Sie alle generierten Lösungsmöglichkeiten überprüfen, indem Sie von jeder einzelnen generierten Lösung die jeweiligen wichtigsten *Vor- und Nachteile* berücksichtigen. Stellen Sie sich bei der Erstellung der Pro-Contra-Liste folgende Fragen:

- Wie hoch ist die Wahrscheinlichkeit, dass ich mit dieser Maßnahme mein Ziel erreiche?
- Wie wird es mir gehen, wenn ich diesen Lösungsvorschlag in die Tat umgesetzt habe?
- Wie viel Kraft, Geld oder Zeit wird es mich kosten, diese Lösung umzusetzen?
- Was sind die kurz- und langfristigen Folgen, die sich aus dieser Lösung ergeben?

Dieses Vorgehen wird Ihnen bei der *Entscheidung* für einen bestimmten Lösungsweg behilflich sein. Es kann durchaus vorkommen, dass Sie sich nicht für einen einzigen, sondern eine Kombination aus zwei oder drei Lösungswegen entscheiden werden. Überprüfen Sie Ihre Entscheidung nach Ihrer Realisierbarkeit und Überprüfbarkeit anhand folgender Fragen:

- Welche konkreten Schritte muss ich wann, mit wem, wo unternehmen?
- Was gehe ich als erstes an, was als nächstes?
- Gibt es Dinge, die ich für meine Umsetzung erst vorbereiten muss?
- Wann (in welcher Situation etc.) werde ich diesen Lösungsversuch umsetzen?

Sobald Sie diese Schritte umgesetzt haben, gehen Sie zur *Bewertung des Lösungsversuchs* über. Prüfen Sie, wie erfolgreich Sie bei der Umsetzung waren. Loben Sie sich für Dinge, die Ihnen gelungen sind. Seien Sie nicht zu streng mit sich, wenn nicht alles funktioniert hat. Nutzen Sie diese Analyse vielmehr dafür, Ursachen für die Dinge zu finden, die Ihnen nicht ganz so gelungen sind, wie geplant. Fragen Sie sich, wo Sie Anpassungen vornehmen können und welche anderen Randfaktoren Sie gegebenenfalls noch berücksichtigen müssen. Gleichen Sie das Ergebnis Ihrer Umsetzung mit Ihrem ursprünglich formulieren Ziel ab und korrigieren Sie gegebenenfalls Ihren nächsten Versuch durch die entsprechend verfeinerten Lösungsmöglichkeiten.

> Verwenden Sie zur Lösung von Problemen, die eng mit Ihren Ess-Brechanfällen verbunden sind, Arbeitsblatt 3 (vgl. Anhang, S. 90). Benutzen Sie für jedes Teilproblem ein neues Protokollblatt. Kopieren Sie sich zu diesem Zweck einfach das Arbeitsblatt mehrfach. Gehen Sie erst zum nächsten Teilproblem über, wenn Sie für ein bestimmtes Problem eine Alternative zum Ess-Brechanfall gefunden haben.

Das Beispiel in Abbildung 6 soll das Vorgehen veranschaulichen:

Arbeitsblatt: Alternativen zu meinem Problem finden

Benenne das Problem: Fühle mich nur noch gestresst

Identifiziere das Teilproblem: Habe in der Arbeit so viele Aufgaben, dass ich gar nicht mehr weiß, womit ich anfangen soll

Generiere Lösungsmöglichkeiten	Erwäge die Vorteile
(1) Ich kündige meine Arbeit	+ Ich gehe meinem Stress aus dem Weg
(2) Ich warte ab, bis meine Chefin merkt, dass ich mit der Arbeit nicht hinterher komme	+ Ich muss keinen um was bitten + Ich muss keine Schwäche zugeben
(3) Ich spreche mit meiner Chefin	+ Ich könnte ihr sagen, dass im Moment sehr viel anfällt und manche Sachen daher etwas länger dauern als sonst + Wir könnten gemeinsam überlegen, was Vorrang hat
(4) Vielleicht gucke ich einfach, wie es die nächste Woche über läuft	
(5) Ich mache mir eine Prioritätenliste und arbeite diese Schritt für Schritt ab. Ich prüfe, welche Dinge von Kolleg*innen übernommen werden können.	+ Das kann ich gut und das Abhaken der erledigten Dinge aus der Liste gibt mir ein gutes Gefühl + Es gibt wirklich ein paar kleinere Dinge, die meine Kolleg*innen problemlos übernehmen würden
(6) Ich gucke, dass ich nach der Arbeit nicht gleich nach Hause fahre und Hausarbeiten erledige. Stattdessen gönne ich mir einen zehnminütigen Spaziergang, um von meinem Arbeitstag abzulassen	+ Das hilft mir, den Kopf wieder frei zu kriegen

Abbildung 6: Beispiel für ein ausgefülltes Arbeitsblatt

3

Formuliere das Ziel (realistisch, erreichbar, überprüfbar):

Ich möchte mich nicht mehr so überfordert fühlen

Erwäge die Nachteile

- Ich mag meine Arbeit, langfristig nehme ich mir also etwas, was ich mag
- Auch mein nächster Job kann stressig werden, dann stehe ich wieder vor dem gleichen Problem

---

- Es kann lange dauern, bis sie überhaupt etwas bemerkt
- Bringt mich wahrscheinlich zunehmend mehr unter Druck, weil ich dann in der Warteschleife bin

---

- Ich habe etwas Sorge wie sie reagiert, das kennt sie nicht von mir

---

- Ich habe dann vermutlich noch mehr auf meinem Schreibtisch liegen, bin noch gestresster und habe dann noch mehr Essanfälle

---

- Es wird mich etwas Überwindung kosten, meine Kolleg*innen zu fragen

---

- Das allein wird mein Problem langfristig nicht lösen und ich kriege auch meinen Kopf allein dadurch nicht frei.

Der Lösungsweg, für den ich mich entscheide

- Eine Kombination aus (3), (5) und (6) erscheint mir die vielversprechendste Lösung
- Ich schreibe meiner Chefin morgen eine Mail und bitte sie um einen Besprechungstermin
- Ich mache mir morgen eine Prioritätenliste und schaue, was davon ich abgeben kann. Ich nehme mir vor, meine Kollegin für die Punkte ins Boot zu holen
- Am Abend hake ich jene Punkte ab, die ich bereits erledigt habe
- Nach der Arbeit gehe ich auf einen kurzen Spaziergang in den Park zum Luftschnappen

Bewerte den Lösungsversuch

- Das Gespräch mit meiner Chefin war gut, ich habe jetzt schon weniger Druck
- Meine Kollegin konnte nicht alles übernehmen, aber das wenige hilft schon
- Den Spaziergang mache ich lieber nach dem Abendessen
- Insgesamt bin ich stolz auf mich!

Fazit: Habe mein Ziel erreicht, muss aber die nächsten Wochen einmal in einer Woche überprüfen, ob mein Stressniveau wirklich niedriger bleibt

4.7 Entwickeln Sie eine wohlwollende und akzeptierende Haltung gegenüber dem eigenen Körper

Die Akzeptanz des eigenen Körpers verbessert sich, wenn Ess-Brechanfälle überwunden sind und Personen mit Bulimie die Erfahrung machen, dass das Gewicht dadurch nicht „außer Kontrolle gerät". Studien zeigen, dass viele Menschen mit ihrem Körper unzufrieden sind und gerne schlanker wären. Die allermeisten jedoch sind in ihrem Alltag davon nicht beeinträchtigt. Bei Personen mit Bulimie hingegen ist die gedankliche Beschäftigung mit Figur und Gewicht oft sehr extrem, die ständigen Sorgen hierüber führen zu Diäten, Ess-Brechanfällen und dem Einsatz unangemessener kompensatorischer Maßnahmen. Die damit einhergehenden Stimmungsverschlechterungen und Gewichtsschwankungen verstärken wiederum Diätverhalten und Ess-Brechanfälle.

Versuchen Sie, Fortschritte und Ziele, die Sie durch die Wiederherstellung einer geregelten Mahlzeitenstruktur, der Identifikation von problematischen Auslösern und der erfolgreichen Implementierung alternativer Lösungswege erreicht haben, nicht aufs Spiel zu setzen. Gehen Sie in sich und prüfen Sie, auf welche Aktivitäten Sie im Alltag aufgrund Ihrer Figursorgen verzichten, z.B. Schwimmbad- oder Saunabesuche, Essen mit Freunden oder Tanzen, und versuchen Sie genau jene Aktivitäten wieder aufzunehmen. Wiederholen Sie diese Aktivitäten oft genug, um sich die Erfahrung zu ermöglichen, dass Dinge, die Sie in diesem Zusammenhang vielleicht fürchten (z.B. ausgelacht oder „schief" angeguckt zu werden), erst gar nicht eintreten. Gehören Sie zu jenen Menschen, die sich mehrmals am Tag im Spiegel regelrecht kontrollieren, ist es sicherlich sinnvoll, mit sich einen Tag zu vereinbaren, an dem Sie sich im Spiegel betrachten können, und die anderen Tage darauf zu verzichten.

Es ist auch hilfreich, wenn Sie sich gezielt mit Ihren inneren Selbstgesprächen und Selbstabwertungen gegenüber Ihrer Figur und Ihrem Gewicht beschäftigen und wenn Sie lernen, diesen gegenüber eine wohlwollende und akzeptierende Haltung einzunehmen. Dazu eignen sich verschiedene Strategien, die in den Beispielen in Tabelle 2 illustriert werden:

Tabelle 2: Eine wohlwollende und akzeptierende Haltung gegenüber dem eigenen Körper aufbauen – Beispiele

Systematische Selbstbeobachtung und Protokollierung positiver Aspekte des Aussehens	Genau genommen achte ich immer nur auf das, was ich nicht an mir mag, also die breiten Hüften, der zu dicke Po, die zu dicken Oberschenkel. Ich werde jetzt wie eine Forscherin auf die Suche gehen und jeden Tag mindestens ein Merkmal meines Aussehens aufschreiben, das ich zumindest an dem jeweiligen Tag positiv finde. Das kann auch ein gewinnendes, sympathisches Lächeln sein, das ich mir selbst als morgendlichen Gruß im Spiegel entgegenbringe. Es kann auch meine weiche Haut sein, auf die ich beim Duschen bewusst achte und die ich nach dem Duschen mit einer besonders kostbaren und gut duftenden Körperpflege verwöhne.
Durch kritisches Hinterfragen ungesunde Denkgewohnheiten überwinden	• Wer sagt denn, dass sich Schönheit in Kilogramm und Körperumfang erschöpft? • Wer bestimmt denn, wie viel Kilogramm und welche Körperweite schön und attraktiv sind? • Was macht mich denn so sicher, dass ich nur x Kilo wiegen darf, um attraktiv zu sein? • Was habe ich denn davon, wenn ich meine Attraktivität, ja sogar meinen Wert als Person, einseitig auf die Kilos und die Körperweite reduziere? • Gibt es denn ansonsten rein gar nichts, was mich attraktiv macht und was mich zu einem wertvollen Menschen macht? • Was finden andere Menschen, die mir wichtig sind, denn an mir attraktiv bzw. warum mögen sie mich? • Was hält mich davon ab, zu überprüfen, was andere an mir mögen? Wie könnte ich das erfragen?
Durch positive Selbstgespräche eine wohlwollende Haltung gegenüber dem Körper aufbauen	• Meine beste Freundin hat eine ganz gute Figur, aber das ist nicht der Grund, weshalb sie meine beste Freundin ist. Ich werde jetzt mehr darauf achten, was mich zu einem attraktiven, sympathischen und wertvollen Menschen macht. Da ist das Aussehen auch wichtig, aber nicht das einzige und vielleicht auch nicht das allerwichtigste Merkmal.

Tabelle 2: Fortsetzung

	• Mein Körper hat es verdient, dass ich ihn pflege und gut behandle.

Sie können zunächst in Eigenregie versuchen, Ihre innere Haltung gegenüber Ihrer Figur und Ihrem Gewicht zu verändern, sodass sie mehr Wohlwollen und Akzeptanz beinhaltet. Eine zusätzliche Hilfe kann das Buch „Liebe Deinen Körper: Die Anleitung zur Selbstliebe" von Jessica Sanders bieten, in dem die Autorin junge Mädchen und Frauen ermutigt, sich selbst anzunehmen, wertzuschätzen und gesellschaftliche Schönheitsideale kritisch zu hinterfragen. Sollten Sie allerdings das Gefühl haben, dass Gedanken um Gewicht und Figur Ihr Leben sehr stark beherrschen, sollten Sie professionelle Hilfe aufsuchen, da diese Gedanken die Gefahr bergen, die Bulimie aufrechtzuerhalten.

4.8 Was Angehörige tun können

Für Nicht-Betroffene ist es oftmals schwer nachzuvollziehen, warum Menschen in solch starkem Ausmaß die Kontrolle über das Essverhalten verlieren und zu solch drastischen Maßnahmen wie Erbrechen greifen. Um ein besseres Verständnis über die Bulimie zu erlangen sollten sich Angehörige über die Besonderheiten der Bulimie kundig machen. Dieses Buch ist daher nicht nur für Betroffene, sondern auch für deren Angehörige sowie Freundinnen und Freunde geschrieben.

Angehörige, Freundinnen bzw. Freunde sowie Partnerinnen bzw. Partner sollten nicht versuchen, die Bulimie zu heilen – in der Regel kommt es durch die unterschiedlichen Ratschläge und Ansichten von Betroffenen und Angehörigen zu vermehrten Spannungen, die für Personen mit Bulimie im Hinblick auf ihr Essproblem kontraproduktiv sind. Viel wichtiger ist es, den Betroffenen zuzuhören, nachzufragen wo genau ihre Sorgen und Schwierigkeiten liegen und nicht ärgerlich auf die Symptomatik zu reagieren.

Versuchen Sie als Angehörige, das Symptom der Bulimie (also die Ess-Brechanfälle) von der „Person des*der Betroffenen" zu trennen. Wenn Sie als Angehörige das Erbrechen im Badezimmer hören, wäre es demnach sinnvoller, proaktiv nach den Sorgen und Ängsten des*der Betroffenen zu fragen, als Vorwürfe zu machen, dass der*die Betroffene sich wieder „hat gehen lassen". Kontrollieren Sie die Betroffenen nicht, aber geben Sie Rückmeldung, wenn Ihnen auffällt, dass es wieder zu einer Verschlimmerung der Ess-Brechanfälle gekommen ist, und erkundigen Sie sich dabei nach dem Befinden des*der Betroffenen.

Das wichtigste, was Angehörige tun können ist, den Betroffenen in ihrer Erkrankung beizustehen, zu ihnen zu stehen (auch wenn es schwer ist, die Symptome nachzuvollziehen) und zu vermitteln, dass die Bulimie durch professionelle Hilfe heilbar ist.

Es ist hingegen schädlich, wenn Angehörige mit Vorwürfen, Druck und Unverständnis reagieren. In der Regel ist die Scham bei Personen mit Bulimie aufgrund der Ess-Brechanfälle derart groß, dass eine solche Reaktion zu vermehrtem Rückzug führen würde. Appelle, sich besser in den Griff zu kriegen, führen zu nichts. Die Bewältigung der Bulimie erfolgt darüber hinaus selten geradlinig; Angehörige sollten daher mit Rückschlägen rechnen und geduldig bleiben.

4.9 Wo bekommt man Hilfe?

Eine Bulimia nervosa sollte immer psychotherapeutisch, insbesondere verhaltenstherapeutisch behandelt werden. Die Kognitive Verhaltenstherapie arbeitet eng an den für die Betroffenen belastenden Symptomen, ist pragmatisch und alltagsnah. Viele der Elemente, die in diesem Ratgeber beschrieben wurden, kommen darin vertieft zum Einsatz. Während der therapeutischen Sitzungen reden Patient*innen mit Bulimie selbstverständlich viel mit ihren Therapeut*innen, es wird aber auch viel neues Verhalten und Denken erprobt, Probleme werden analysiert und neue Einstellungen werden gefördert. Ein noch deutlich stärkerer Akzent als im Ratgeber beschrieben liegt auf der Behandlung der Figur- und Gewichtssorgen.

Es kann sein, dass eine die Psychotherapie begleitende pharmakologische Behandlung sinnvoll ist. Diese sollte allerdings nicht durch den Hausarzt, sondern durch eine kundige Fachperson, eine Psychiaterin bzw. einen Psychiater, verordnet werden.

Verzeichnisse von Psychotherapeut*innen sowie Fachärzt*innen erhält man bei den lokalen Krankenkassen und den regionalen Ärzte- und Psychotherapeutenkammern, bei denen Listen zugelassener Fachleute für Kognitive Verhaltenstherapie erhältlich sind. Betroffene sollten in jedem Fall ihre Behandler fragen, ob diese Erfahrung in der Behandlung der Bulimie haben. Eine Konsultation der Homepage der jeweiligen Behandler schadet nicht.

Da eine gute therapeutische Beziehung entscheidend für den Heilungsprozess ist, sollten Betroffene sich bei ihrem*ihrer Behandler*in wohlfühlen. Ist dem nicht der Fall, ist es sinnvoll, nach Alternativen Ausschau zu halten.

Informationen

Eine weitere wichtige Informationsquelle ist die Internetseite der Arbeitsgemeinschaft der Wissenschaftlichen und Medizinischen Fachgesellschaften in Deutschland (AWMF). Die AWMF-Internetadresse für die Diagnostik und Therapie der Essstörungen lautet: https://www.awmf.org/leitlinien/detail/ll/051-026.html

Darüber hinaus finden Personen mit Bulimie auf der dortigen Internetseite auch eine für Laien verständliche Erklärung der Leitlinien zur Diagnostik und Therapie der Bulimie unter: https://www.awmf.org/uploads/tx_szleitlinien/051-026p_Essstoerungen_2015-06_01.pdf

Weitere hilfreiche Internetadressen sind:
- https://www.bzga-essstoerungen.de/
- https://www.bundesgesundheitsministerium.de/service/begriffe-von-a-z/e/essstoerungen.html

Beratungsstellen, Selbsthilfegruppen und Wohngruppen

In jedem Land und in jeder Region gibt es unterschiedliche Einrichtungen, die Betroffenen Unterstützung anbieten. Die Bundeszentrale für gesundheitliche Aufklärung (BzgA) hat auf ihrer Homepage in Zusammenarbeit mit dem Bundesfachverband für Essstörungen e.V. eine Datenbank zu Beratungsangeboten sowie Wohn- und Selbsthilfegruppen für Essstörungen erarbeitet. Diese wird ständig aktualisiert und bietet die Möglichkeit, nach Angeboten in örtlicher Nähe zu suchen. Die Internetadresse lautet: https://www.bzga-essstoerungen.de/hilfe-finden/weitere-hilfestellungen/selbsthilfe/?L=0

Anhang

Zitierte Literatur

Franklin, J.C., Schiele, B.C., Brozek, J. & Key, A. (1948). Observations on human behavior in experimental semistarvation and rehabilitation. *Journal of Clinical Psychology, 4,* 28–45. https://doi.org/10.1002/1097-4679(194801)4:1<28::AID-JCLP2270040103>3.0.CO;2-F

Galmiche, M., Dechelotte, P., Lambert, G. & Tavolacci, M.P. (2019). Prevalence of eating disorders over the 2000–2018 period: A systematic literature review. *American Journal of Clinical Nutrition, 109*(5), 1402–1413. https://doi.org/10.1093/ajcn/nqy342

Keys, A., Brozek, J., Henschel, A., Michelson, O. & Taylor, H.L. (1950). *The biology of human starvation.* University of Minnesota Press. https://doi.org/10.5749/j.ctv9b2tqv

Nakai, Y., Nin, K. & Noma, S. (2014). Eating disorder symptoms among Japanese female students in 1982, 1992 and 2002. *Psychiatry Research, 219*(1), 151–156. https://doi.org/10.1016/j.psychres.2014.05.018

Smyth, J.M., Wonderlich, S.A., Heron, K.E., Sliwinski, M.J., Crosby, R.D., Mitchell et al. (2007). Daily and momentary mood and stress are associated with binge eating and vomiting in bulimia nervosa patients in the natural environment. *Journal of Consulting and Clinical Psychology, 75*(4), 629–638. https://doi.org/10.1037/0022-006X.75.4.629

Volpe, U., Tortorella, A., Manchia, M., Monteleone, A.M., Albert, U. & Monteleone, P. (2016). Eating disorders: What age at onset? *Psychiatry Research, 238,* 225–227. https://doi.org/10.1016/j.psychres.2016.02.048

Zachrisson, H.D., Vedul-Kjelsas, E., Gotestam, K.G. & Mykletun, A. (2008). Time trends in obesity and eating disorders. *International Journal of Eating Disorders, 41*(8), 673–680. https://doi.org/10.1002/eat.20565

Weiterführende Literatur

Fairburn, Ch. G. (2020). *Ess-Attacken stoppen. Ein Selbsthilfeprogramm* (4., unveränderte Auflage). Bern: Hans Huber

Svaldi, J. & Tuschen-Caffier, B. (2018). *Bulimia nervosa* (Fortschritte der Psychotherapie, Band 71). Göttingen: Hogrefe.

Tuschen-Caffier, B. & Florin, I. (2012). *Teufelskreis Bulimie: Ein Manual zur psychologischen Therapie* (2., aktualis. Aufl.). Göttingen: Hogrefe.

Vocks, S., Bauer, A. & Legenbauer, T. (2018). *Körperbildtherapie bei Anorexia und Bulimia nervosa: Ein kognitiv-verhaltenstherapeutisches Behandlungsprogramm* (Therapeutische Praxis). Göttingen: Hogrefe. https://doi.org/10.1026/02862-000

Arbeitsblätter

Arbeitsblatt: Ernährungsprotokoll

1

Datum: ____________________

Wochentag: ____________________

Uhrzeit	Situation vor dem Essen (Mit wem, Tätigkeit, Gedanken, Gefühle?)	Bedürfnisse (Lust auf?)	Hunger (in %)	Was, wie viel und wie gegessen?	Trinkmenge	Satt (in %)	Gegenmaßnahme (Abführmittel, Erbrechen, Bewegung u.a.)	Situation nach dem Essen (Tätigkeit, Gedanken, Gefühle?)

Arbeitsblatt: Mein Mahlzeitenplan **2**

Datum: ______________________________

Wochentag: ______________________________

	Uhrzeit	Was ich essen werde
Frühstück		
Zwischenmahlzeit		
Mittagessen		
Zwischenmahlzeit		
Abendessen		
Zwischenmahlzeit		

Arbeitsblatt: Alternativen zu meinem Problem finden

3

Benenne das Problem: ____________________

____

Identifiziere das Teilproblem: ____________________

____

Formuliere das Ziel (realistisch, erreichbar, überprüfbar):

____

____

Generiere Lösungsmöglichkeiten	Erwäge die Vorteile	Erwäge die Nachteile	Der Lösungsweg, für den ich mich entscheide
			Bewerte den Lösungsversuch

Abbildungsnachweis

Quelle: istock.com

S. 67 (Abbildung 5, Ernährungspyramide)

Zeile 1: STEPHAN ZABEL
Zeile 2: ansonsaw, Paul Schwarzl
Zeile 3: Okea, SvetlanaK
Zeile 4: Serghei Platonov, Gerard LACZ, Alex Raths (2 ×), etienne voss
Zeile 5: sommail, anilakkus, karzhanez, Samokhin Roman, Adam Korzekwa
Zeile 6: CoolBKK, etienne voss, AngiePhotos, Vladimir Arndt, Fascinadora